DE

L'ÉDUCATION PHYSIQUE

DES ENFANTS.

DE

L'ÉDUCATION PHYSIQUE
DES ENFANTS,

ET

DES PRÉDOMINANCES ORGANIQUES

QUI EXPLIQUENT

LES MALADIES DU JEUNE AGE.

Par **Amédée LALLEMANT**,
Médecin à Pont-de-l'Arche (Eure),
Docteur en Médecine de la Faculté de Paris, Bachelier ès sciences,
ancien Interne de l'Hospice général de Rouen,
Membre du Conseil de Salubrité du canton de Pont-de-l'Arche.

PARIS.

RIGNOUX, IMPRIMEUR DE LA FACULTÉ DE MÉDECINE,
rue Monsieur-le-Prince, 29 *bis*.

1845

A MON ONCLE

LE DOCTEUR A. BLANCHE,

Chevalier de la Légion d'honneur,
Professeur de Médecine légale et de Botanique médicale
à l'École de Médecine de Rouen,
Chirurgien en Chef de l'hospice général,
Membre de l'Académie des Sciences
et de la Société de Médecine de la même ville,
Membre correspondant de l'Académie royale de Médecine.

MON BIEN CHER MAITRE,

Guidé par vous dans la carrière médicale, je n'ai jamais eu qu'à me louer des excellents préceptes que vous m'avez donnés.

Daignez agréer cette dédicace comme un témoignage public de ma vive affection pour vous, et de ma profonde reconnaissance.

A. LALLEMANT

PRÉFACE.

Si toutes les questions qui intéressent le bonheur de l'humanité avaient reçu des solutions d'une précision proportionnée à leur importance et au nombre des écrits qu'elles ont fait naître, l'éducation physique des enfants reposerait sur des bases tellement fixes, que personne aujourd'hui ne songerait assurément à en modifier les principes. Telle est, par malheur, la tendance de l'esprit humain, que les choses les plus importantes sont précisément celles sur lesquelles il a le plus de peine à s'arrêter, comme si la perfectibilité indéfinie de l'espèce n'était qu'une chimère, comme si l'homme était destiné à tourner éternellement autour de la vérité sans jamais l'atteindre : ce qui pourtant ne saurait être sérieusement soutenu.

Voyez, en effet, sans remonter à l'antiquité, les livres que les temps les plus rapprochés de nous ont vu éclore; quels contrastes et quelle divergence d'opinions n'y rencontre-t-on pas? Les uns, écrits par des philosophes (comme Montaigne, Locke, Fénelon, Rousseau), et frappés au coin de la vérité tant qu'ils ont envisagé le côté moral de la question, ont commis les plus graves erreurs sur la plupart des points qui touchaient à l'organisation matérielle de l'homme; tandis que les autres, publiés par des médecins (comme Andry, Dessartz, Saucerotte, Alphonse Leroy, Frank, Hufeland), bien que bornés au développement de l'être matériel, ont traité tout ce qui s'y rattachait, bien plus en vue des théories médicales dominantes, que d'après les faits qui ressortaient de l'étude purement physiologique de l'homme et de la détermination du véritable rôle qu'il est appelé à jouer ici-bas.

Aussi, de tant d'écrits, peu de principes sont restés inattaquables, peu ont pu résister sans altération aux changements que les goûts quelquefois si passagers de notre époque impriment aux diverses formes de notre organisation sociale, et cependant, on doit en convenir, tout ce qu'il y a de vrai et par conséquent d'utile à connaître dans l'éducation physique des enfants, a été dit et écrit, mais ces préceptes salutaires se trouvent disséminés dans de nombreux et volumineux traités, et souvent perdus au milieu de dissertations interminables, de théories absurdes, d'opinions exclusives et erronées. C'est au médecin à les recueillir et à les réunir en corps de doctrine pour les populariser, parce que personne n'est plus que lui à même de reconnaître les conséquences fatales qu'entraîne leur infraction.

C'est là tout ce que je prétends avoir fait dans le cours de ce travail. Père de famille, j'en sentais depuis longtemps la nécessité; praticien, j'ai pu sanctionner plus d'un principe par des faits qui m'étaient personnels, et qui, pour la plupart, m'ont convaincu d'abord que, dans ce qui a été écrit sur la matière, il y avait plus à retrancher qu'à ajouter, ensuite que, pour arriver à un état meilleur, il suffisait, sans nier toutefois la dette que nous sommes à chaque instant obligés de payer à la civilisation, d'écouter plus souvent la voix de cet instinct naturel qui ne trompe jamais quand on sait le comprendre. C'est en cela, en effet, que pèchent surtout les jeunes mères: elles croient généralement que toute la question relative à l'éducation de leur enfant est tranchée quand elles ont décidé si elles le nourriraient elles-mêmes ou non; et, s'en rapportant pour tout le reste à leurs préjugés, à ce qu'elles ont vu faire, c'est presque dire au hasard, elles se trouvent embarrassées au moindre obstacle, effrayées au moindre danger.

Je m'estimerai heureux si, en leur donnant une explication nette, précise et conforme aux notions les plus récemment acquises de la science des divers objets qui constituent l'éducation de la première enfance, je leur rends moins difficile une tâche que tant d'elles remplissent avec plus de zèle que de lumière, et à laquelle tant d'autres se refusent en partie, la croyant au-dessus de leurs forces. C'est là mon seul but; puissé-je l'avoir atteint !...

Quoi qu'il en puisse advenir, j'ai divisé mon travail en deux parties : l'une, fondamentale, consacrée à l'exposé de tout ce qui tient directement à l'éducation; l'autre, secondaire, destinée, d'une part, à démontrer la corrélation naturelle qui existe entre les maladies du jeune âge et les infractions au régime approprié aux enfants; et, d'autre part, à prouver que le médecin a de grandes chances pour établir un jugement solide sur la nature et la marche d'une maladie, quand il tient plus rigoureusement compte qu'on ne le fait communément des prédominances organiques propres à l'époque de la vie à laquelle elle se déclare.

Pour éviter toute division systématique malheureusement obligatoire dans les ouvrages exclusivement scientifiques, j'ai cru pouvoir renfermer tout ce qui tient à la première partie dans quatre chefs principaux consacrés le premier à la nourriture, le deuxième aux soins de propriété, le troisième aux vêtements, le quatrième aux exercices; rapprochant d'eux les choses qui s'y rapportent assez directement pour ne pas devoir être traitées à part: c'est ainsi qu'à l'occasion de la nourriture, je traite de l'air au milieu duquel il est à désirer que l'enfant soit élevé, et qu'en parlant de ses exercices, j'établis les conditions de son repos et de son sommeil.

Quant à la nature de cet écrit, j'avoue que, sans avoir complétement sacrifié la forme au fond même, j'ai tenu avant tout à être bien compris, et à prouver que ce que je donnais comme maxime à suivre n'était que la conséquence rigoureuse d'un principe mûrement étudié et solidement établi. Sans doute, j'aurais pu, après la lecture de l'immense quantité d'ouvrages que j'ai été dans l'obligation de consulter, étaler à peu de frais un grand luxe d'érudition; mais ce moyen, qui fait le seul mérite de tant de livres, m'a paru futile. Aussi me suis-je borné à citer les seuls auteurs dont j'ai adopté ou combattu les idées, pour montrer en quoi je diffère positivement d'opinion ave les premiers, et pour ne pas m'attirer trop ouvertement le reproche de plagiat à l'égard des seconds. Cela doit suffire, il me semble, à celui qui écrit non pour satisfaire son amour-propre, mais dans la seule intention d'être utile.

DE

L'ÉDUCATION PHYSIQUE DES ENFANTS,

ET

DES PRÉDOMINANCES ORGANIQUES

QUI EXPLIQUENT

LES MALADIES DU JEUNE AGE.

PREMIÈRE PARTIE.

ÉDUCATION PHYSIQUE DES ENFANTS.

1° Nourrice.

Avantages de l'allaitement maternel. — Malgré les sophismes dont l'esprit de controverse s'est si souvent plu à embarrasser les questions les plus simples, celles qui devaient trouver leur solution dans le plus léger examen des choses, ou dans les seules lois du bon sens, on s'est néanmoins rarement permis de contester sérieusement que le lait de la femme fût la nourriture la plus naturelle, et partant, la meilleure pour l'enfant qui vient de naître (1). Mais un point sur lequel on a trouvé matière à discourir, c'est de savoir s'il n'était pas indifférent que ce lait lui fût offert par sa mère ou par une nourrice étrangère.

Cette dernière question a dû nécessairement, dans la plupart, sinon dans l'universalité des cas, être résolue par la négative. Malheureusement, les philosophes qui l'ont agitée, bien qu'ayant déployé toutes les ressources de l'éloquence pour combattre l'abus où tombe notre espèce civilisée en livrant à des soins mercenaires l'être qui vient de recevoir le jour, n'en ont bien fait ressortir que le côté moral, tandis que les médecins qui ont jugé convenable d'en faire le sujet de leurs méditations nous semblent avoir eu bien plus souvent en vue l'intérêt de la mère que celui de son enfant; et cependant que d'excellentes raisons n'a-t-on pas à donner en faveur de l'allaitement maternel considéré sous le seul point de vue des intérêts matériels que doit en retirer ce dernier!

D'abord, on ne saurait trop le répéter, la nature, en préparant dans les seins d'une femme qui vient d'accoucher une liqueur qui, sous le nom de *colostrum*,

---

(1) Brouzet est le seul auteur français, que nous sachions, qui, dans un ouvrage publié en 1754, sous le titre d'*Éducation médicinale des enfants*, ait prétendu qu'il ne fallait pas nourrir les enfants avec le lait de femme, dans la crainte de leur communiquer les vices et les défauts des nourrices.

diffère essentiellement du lait proprement dit, n'indiquait-elle pas, mieux que tous les raisonnements, qu'elle avait pour le nouveau-né d'autres vues que de le nourrir immédiatement? Oui, sans doute; et ce premier lait, qu'on ne remplace jamais qu'imparfaitement par les sirops purgatifs qu'on est souvent obligé d'administrer aux enfants confiés à des nourrices anciennement accouchées, semble aujourd'hui tellement nécessaire à l'enfant qui vient de naître, pour débarrasser ses intestins de la matière verte et poisseuse (*méconium*) dont ils sont tapissés, que plusieurs praticiens des plus distingués soutiennent que les inconvénients qui pourraient résulter pour la mère d'une première succion ne sont rien à côté des avantages que doit en retirer l'enfant.

Aussi n'hésité-je pas, quand la chose est possible, à engager la plupart des mères à s'acquitter au moins de ce premier devoir, l'expérience m'ayant démontré que les engorgements du sein n'étaient, en général, ni plus fréquents ni plus tenaces chez celles qui répondaient à cet appel que chez celles qui croyaient devoir s'y refuser.

On peut opposer, nous le savons, à cette nécessité logiquement établie du premier lait, la faculté qu'on a de trouver une nourrice accouchée en même temps que la mère. Mais, en admettant qu'il puisse en être ainsi, ce qui est infiniment plus rare qu'on ne le pense, restent toujours contre l'enfant :

1° Les inconvénients de la rupture brusque de cette

harmonie parfaite de constitution qui s'était nécessairement établie entre sa mère et lui; 2° l'infériorité incontestable des soins qu'il recevra d'une femme que ne guide pas un mobile aussi puissant que l'amour maternel; 3° enfin, les chances qu'il court de recevoir avec le lait d'une nourrice mercenaire le germe de quelque vice de constitution ou de quelque maladie qui auraient échappé aux investigations sommaires auxquelles on borne, la plupart du temps, l'examen d'une nourrice, et qui lui seraient infiniment moins funestes de la part de sa mère.

Raisons qui peuvent, pour l'enfant, autoriser une mère à ne pas nourrir. — Ce que nous venons de dire suffit, il nous semble, pour prouver que nous sommes, en thèse générale, partisan de l'allaitement maternel. Nous n'en reconnaissons pas moins qu'une femme puisse avoir de très-légitimes raisons pour se soustraire à cette obligation, et nous sommes loin d'adopter cette opinion si peu médicale, et pourtant si invoquée de Rousseau, que l'enfant ne peut avoir de nouveau mal à craindre du sang dont il est formé (1). Or, les motifs qui peuvent, pour l'enfant, autoriser une mère à ne pas nourrir, sont physiques ou moraux, c'est-à-dire qu'ils trouvent leur source soit dans des conditions tant accidentelles qu'habituelles de son organisation, soit dans sa position sociale.

---

(1) *Émile ou de l'éducation.*

C'est ainsi, par exemple, sous le rapport physique, qu'une femme qui n'a qu'une très-petite quantité de lait ne doit pas nourrir son enfant; car les premiers besoins d'un être vivant sont matériels avant tout; et, quelque tendresse que sa mère eût pour lui, elle ne le dédommagerait jamais d'une nourriture insuffisante. Ceci fait naître une question : Peut-on déterminer d'avance si une femme aura du lait suffisamment, et si ce lait aura les qualités requises? Tout importante que soit cette question, dont la solution empêcherait bien des efforts inutiles ou exposerait moins de mères à être prises au dépourvu, on n'a eu, jusqu'ici, pour la résoudre, que deux choses : le développement progressif des seins, et la vigueur de la femme, abstraction faite, bien entendu, des maladies accidentelles.

Malheureusement, d'un côté, on a vu si souvent des femmes avoir les seins très-peu développés, et ne donnant pas, même au moment de l'accouchement, la plus légère apparence de lait, se trouver tout à coup, par la succion de l'enfant, dans les conditions les plus favorables; et, d'un autre côté, tant de femmes délicates et de la plus faible complexion ont conduit leurs enfants à bonne fin, que le médecin éprouve toujours le plus grand embarras à se prononcer.

M. le docteur Donné a cependant avancé, dans un ouvrage récemment publié (1), que la sécrétion de la

(1) *Conseils aux mères*, etc., 1 vol. in-12; 1842.

glande mammaire, pendant la grossesse, fournissait des renseignements suffisants pour juger d'avance des qualités qu'aura le lait après l'accouchement, partant, de l'aptitude de la femme à nourrir; et il pense qu'on peut porter un jugement affirmatif « lorsque la sécrétion du colostrum chez une femme grosse de huit mois, par exemple, est assez abondante, que l'on en obtient facilement plusieurs gouttes dans un verre de montre, et surtout lorsque ce fluide contient une matière jaune plus ou moins foncée, plus ou moins épaisse, tranchant par sa consistance et par sa couleur avec le reste du liquide dans lequel elle forme des stries distinctes. »

Sans mettre en doute les ressources que les recherches microscopiques sont venues fournir à cet égard, comme dans un grand nombre d'autres circonstances, nous ne pouvons cependant nous empêcher de faire remarquer deux choses : d'abord, que notre observation personnelle nous a démontré que le nombre des femmes chez lesquelles il serait possible, à huit mois de grossesse, et même plus tard, d'obtenir une quantité de *colostrum* suffisante pour faire l'expérience indiquée, est infiniment plus restreint que ne le pense l'auteur que nous venons de citer; ensuite, par cela même que nous avons vu, comme nous venons de le dire, des femmes n'ayant, au moment même de l'accouchement, aucune apparence de lait, en avoir tout à coup beaucoup, nous sommes disposé à croire, puisque la révolution qui s'opère dans les seins est assez puissante pour qu'ils acquièrent subitement une faculté dont ils étaient privés, qu'elle peut aussi bien faire que le lait, de peu riche qu'il était avant l'accouchement en principes nutritifs, le devienne à un degré suffisant immédiatement après.

D'où nous concluons que, si l'examen recommandé peut, quand les femmes voudront bien s'y soumettre, être de quelque utilité, il ne pourra fournir que des données peu concluantes, à moins qu'il ne soit, après l'accouchement, corroboré par d'autres raisons.

Parmi ces raisons, on doit ranger la mauvaise conformation du mamelon, qui, chez plusieurs femmes, ne prend jamais le développement nécessaire, et auquel les moyens artificiels ne suppléent toujours que très-imparfaitement; puis, un mode particulier de sensibilité locale, contre lequel tout courage, toute tendresse maternelle restent impuissants; enfin, les gerçures profondes et surtout les abcès qui se développent quelquefois avec une effrayante rapidité dans le sein.

Ce mélange de pus au lait a paru aux accoucheurs modernes avoir une influence si pernicieuse sur la santé des enfants, que plusieurs lui attribuent une grande partie des maladies qui viennent tout à coup les assaillir au sein de leurs mères. L'opinion de M. P. Dubois (1) est si bien établie à cet égard par les nombreux faits qu'il a été à même d'observer, parti-

(1) Voyez Donné, ouvrage cité, p. 68.

culièrement dans son service de l'hospice de la Maternité, qu'il fait immédiatement cesser l'allaitement de la part des femmes chez lesquelles il survient une inflammation et un engorgement du sein capables de déterminer la suppuration et la formation d'abcès.

On ne doit jamais non plus permettre à une mère affectée d'une de ces maladies que l'expérience a démontrées transmissibles, de nourrir son enfant; mais si, comme cela arrive le plus ordinairement, cette maladie, telle que la syphilis, la gale, et certaines autres affections de la peau, existait chez elle avant son accouchement, elle devrait au contraire se faire un devoir religieux de ne pas confier son enfant à une nourrice étrangère, à laquelle il pourrait communiquer cette maladie. Elle devra se traiter elle-même, et ce traitement profitera à son enfant aussi bien qu'à elle, sans que l'allaitement exerce sur lui aucune influence fâcheuse.

L'exclusion doit aussi frapper les femmes affectées de phthisie tuberculeuse, surtout parvenue à l'état de suppuration, non pas que nous regardions la maladie comme contagieuse absolument, mais parce que le travail désorganisateur dont le poumon est le siége dans cette triste occurrence, absorbant la vitalité dont la glande mammaire doit se pourvoir pour remplir convenablement ses fonctions, devient un obstacle à la sécrétion d'un lait suffisant ou convenablement élaboré. Nous savons bien que, presque toujours, dans ce cas, l'allaitement est favorable à la mère; mais comme nous savons aussi que le bien qu'elle en éprouve n'est que passager, nous ne voyons aucune raison de prolonger sur l'enfant l'influence malheureuse de l'être affaibli qui lui donna le jour.

Si des causes physiques, inhérentes à la mère, qui l'empêchent de nourrir son enfant, nous passons aux causes morales, nous trouvons dans la position d'un très-grand nombre de femmes des raisons suffisantes non-seulement pour les autoriser, mais encore pour les engager à renoncer aux douceurs de l'allaitement maternel. A la tête de ces femmes sont surtout la plupart de celles qui habitent les grandes villes, et toutes celles surtout qui, quoique dans une honnête aisance, sont obligées par état d'occuper les logements bas, humides et obscurs des rues étroites, et d'entasser toute leur famille dans l'arrière-boutique ou dans les entre-sols où elle reste étiolée, et dont chaque individu souffre en raison directe de son immobilité et de la faiblesse de ses moyens de réaction.

En effet, la vie de l'enfant qui vient de naître ne repose pas uniquement sur la quantité suffisante ou sur les qualités bonnes du lait que peut lui offrir sa mère; son existence et son développement sont encore subordonnés à plusieurs conditions hygiéniques dont l'oubli effacerait toutes les chances favorables de bien-être et même de conservation qu'il puiserait dans l'allaitement maternel. Toutes les femmes qui ne peuvent pas placer leurs enfants dans ces conditions ne doivent donc pas hésiter à renoncer à nourrir elles-mêmes, à moins qu'elles ne veuillent leur faire payer au prix de la vie le plaisir qu'elles éprouvent à leur prodiguer leurs soins; et ce n'est point ici une crainte chimérique, mais une vérité dont la démonstration est fournie par la science irrécusable des nombres. Ouvrons, en effet, les registres de l'état civil de Paris, par exemple, et nous trouverons que, sur huit mille enfants qui, tout au plus, restent dans la ville, des vingt-quatre mille qui y naissent, trois mille, c'est-à-dire plus d'un sur trois, meurent avant d'avoir atteint la fin de leur première année (1).

Les personnes les plus étrangères aux connaissances physiques ne savent-elles pas, par la seule observation, que l'air de la campagne est infiniment plus salubre que celui des grandes villes? Et est-il un médecin, exerçant à Paris, dans les quartiers du centre, qui n'ait remarqué tous les jours l'insuffisance des médicaments stimulants administrés par les voies digestives chez les enfants scrofuleux qui y pullulent, et l'influence favorable qu'exerce promptement sur le rétablissement de leur santé un séjour de quelque temps à la campagne? Dans le Valais, n'a-t-on pas aussi constaté une diminution très-sensible dans le nombre des goîtreux et des crétins depuis que les femmes des villes confient leurs enfants aux soins des femmes des campagnes qui les emmènent sur les montagnes (2)?

---

(1) Lachaise, *Topographie médicale de Paris*, 1822.

(2) Voyez le mémoire de Foderé à ce sujet.

Rousseau, qui ne se pique pas d'être toujours d'accord avec lui-même, fait à cet égard des réflexions qui prouvent que son appel à toutes les mères, sans exception, pour les rendre à leurs devoirs, n'était qu'un de ces traits d'éloquence qui lui étaient si familiers, et auxquels il se plaisait à tout sacrifier, même sa propre opinion. « Les villes, dit-il (ouvrage cité), sont des gouffres de l'espèce humaine; au bout de quelques générations, les races y périssent et dégénèrent; il faut les renouveler, et c'est toujours la campagne qui fournit à ce renouvellement. Envoyez donc vos enfants se renouveler, pour ainsi dire, à la campagne, et reprendre au milieu des champs la vigueur qu'on perd dans les lieux trop peuplés..... Plus les hommes se rassemblent, plus ils se corrompent. »

Allaitement par une nourrice étrangère. — Lorsque, par une des raisons que nous venons d'exposer ou toute autre, une femme est dans l'impossibilé de nourrir son enfant, elle n'a que deux choses à faire : ou le confier à une nourrice, ou l'élever au biberon. Le premier moyen étant, avec raison, le plus généralement usité, voyons quelles qualités doit avoir une nourrice; l'examen de ces qualités demande la plus grande attention; car il ne suffit pas qu'elle soit exempte de tous les inconvénients que nous avons reconnus pouvoir dispenser une mère de nourrir son enfant; mais il faut qu'elle possède de nouvelles qualités pour compenser, autant que possible, les inconvénients toujours attachés pour l'enfant à l'allaitement étranger. Malheureusement le choix d'une nourrice est, pour beaucoup de mères, une simple affaire de goût, et les apparences extérieures l'emportent fréquemment sur le fond même; c'est donc au médecin à les guider dans ce choix.

Or, on ne peut se dissimuler que la première chose à faire, quand il s'agit de choisir une nourrice, ne soit de s'assurer qu'elle possède un lait de bonne nature, riche en éléments nutritifs, pur dans sa composition et suffisamment abondant. Pour être supposée, par les apparences extérieures, être dans cette condition fondamentale, il est nécessaire que, si elle n'est pas accouchée en même temps que la mère, du moins elle ne le soit pas depuis longtemps. Il faut qu'elle soit à la fleur de l'âge, c'est-à-dire qu'elle ait de vingt à trente ans, rarement au-dessus, mais plus rarement encore au-dessous; qu'elle soit d'un embonpoint médiocre, d'une bonne constitution, ne portant aucune cicatrice qui attesterait un ancien vice scrofuleux, qu'elle soit brune plutôt que blonde, et exempte de toute affection nerveuse; que sa bouche soit garnie de belles dents; que ses gencives soient vermeilles, son haleine douce, enfin, que ses seins ne soient pas trop volumineux, et que les mamelons s'irritent et se relèvent promptement par la succion.

D'accord avec les anciens accoucheurs, nous pensons qu'avec des qualités physiques égales, même avec quelques légers désavantages sur les points les moins importants, bien entendu, la nourrice qui a un caractère doux et de la gaieté doit toujours être préférée ; car si elle ne transmet rien de cette qualité à son nourrisson, il est bien certain du moins que, moins accessible aux soucis et aux chagrins, elle sera plus disposée à l'amuser et à le distraire. Quant à la question de savoir s'il faut donner de la préférence aux mères mariées sur les mères-filles, il est difficile d'établir une règle à cet égard ; tout ce que notre expérience personnelle nous a appris, c'est que les filles-mères font souvent de très-bonnes nourrices *sur lieux* par la liberté dont elles jouissent, et qui leur permet de se concentrer sur leurs nouveaux devoirs, tandis que les enfants sont toujours mieux chez les femmes mariées, que les soins de leur ménage forcent à être plus sédentaires.

Arrivons à la condition essentielle d'une bonne nourrice, celle d'avoir un lait riche et d'en avoir suffisamment. Pour en juger par la simple apparence, on doit se rappeler que le lait doit avoir d'autant moins de consistance et s'éloigner d'autant plus du blanc mat, qui est un indice assez habituel de sa bonne qualité, que la femme est plus rapprochée du moment de l'accouchement. Dans le premier mois, il est aqueux, peu coloré ; à six semaines ou deux mois, sa couleur est d'un blanc tirant sur le bleu ; ce n'est guère qu'au quatrième ou cinquième mois qu'il doit être blanc, doux et sucré : le bon lait doit tenir le milieu entre le séreux et le très-consistant, aussi veut-on que, déposé par goutte sur un corps poli, l'ongle, par exemple, il s'y maintienne penché sous un angle de 45 et même de 75 degrés et qu'il ait assez de transparence pour laisser entrevoir la couleur de la surface sur laquelle il repose.

Tels sont les caractères sur lesquels on s'était jusqu'à présent reposé pour constater l'état du lait d'une nourrice; mais, dans ces derniers temps, on a cru pouvoir trancher la question d'une manière plus nette, et pour ainsi dire définitive, par l'examen microscopique. On a alors établi comme règle générale, que la richesse, et partant, la qualité du lait, est en raison directe de la quantité de petits globules nets et brillants qu'on voit nager dans le lait examiné au moyen d'un microscope grossissant environ trois cents fois l'objet; le caséum et le sucre étant eux-mêmes en proportion de quantité avec ces globules laiteux, qui représentent la partie grasse ou butyreuse (1).

Nous sommes loin, nous le répétons, de contester les avantages des expériences microscopiques; mais nous craignons bien que ce moyen, dans l'espèce, ne fournisse encore que de simples probabilités, la

---

(1) Donné, ouvrage cité... M. Devergie, auquel la science est redevable d'un excellent *Traité de médecine légale*, est arrivé à des résultats à peu près semblables dans des recherches qu'il a communiquées il y a trois ou quatre ans à l'Académie royale de médecine.

partie vitale des molécules organiques échappant à toute analyse. Aussi croyons-nous pouvoir affirmer que si les partisans des moyens microscopiques n'avaient que leur indication pour se prononcer sur les qualités d'une femme qui leur serait offerte pour nourrir un de leurs enfants, ils ne balanceraient pas à leur préférer l'ensemble de ceux que nous avons énumérés précédemment, quelque peu certains qu'ils les disent être. Telle est même la difficulté qu'on doit rencontrer quand on veut établir sur la question en litige autre chose que de simples probabilités, que la santé de l'enfant d'une nourrice qui se présente pour en allaiter un autre n'est pas un indice certain de son aptitude à nourrir ce dernier : il y a entre certaines organisations un consensus tel, que l'on voit des enfants dépérir entre les mains des plus belles nourrices et revenir en un clin d'œil à la vie, sur le sein d'un femme de la plus chétive apparence. Croyez donc, après cela, avoir trouvé des données d'appréciation infaillibles!

Régime et conduite de la femme qui nourrit (*mère ou nourrice*). — Si la santé d'un enfant est subordonnée à la qualité du lait de sa nourrice, il est bien clair aussi que cette qualité du lait sera elle-même la conséquence du régime et de la conduite de celle-ci. Voyons d'abord ce qui se rapporte à la nourriture. L'expérience ayant démontré qu'aucun aliment n'avait la propriété d'augmenter ou de diminuer la quantité du lait, la seule règle à observer à cet égard est la suivante : toute espèce d'aliment qui est bien digéré, que la nourrice supporte bien, auquel son estomac est habitué, lui convient ; au contraire, les aliments réputés les plus sains, dont elle ne fait point usage habituellement, qui sont trop substantiels ou trop excitants pour son tempérament, doivent être évités.

Tout se réduit donc, pour les nourrices comme pour tout le monde, à bien digérer ce qu'on mange et à ne pas manger avec excès. Il en est de même des boissons : le vin coupé d'eau est bon à celles qui ont l'habitude d'en boire, de même que la bière et le cidre conviennent aux femmes qui en ont fait usage de tout temps. Quant aux liqueurs fortes, aux aliments épicés, aux viandes salées, les enfants portent toujours la peine des abus que leurs nourrices peuvent en faire.

Très-souvent il arrive que dans l'intention de mettre une nourrice en état de bien remplir ses fonctions, de donner à son lait toute l'abondance et la richesse possibles, et aussi pour se l'attacher davantage, on lui fait servir des mets substantiels, et on provoque son appétit, en recherchant ce qui lui plaît davantage. On a grand tort d'en agir ainsi, car ces femmes, pour la plupart habituées à une vie sobre, même aux privations, se trouvant tout à coup en présence d'une nourriture recherchée, abondante, cèdent à ses attraits, mangent au delà de leurs besoins et ne tardent pas à éprouver les inconvénients de cette brusque transition et de ces excès de nourriture. Celles qui reviennent à la campagne avec leurs nourrissons y apportent souvent, par suite des écarts de régime auxquels elles se sont momentanément trouvées soumises, des diarrhées que nous avons les plus grandes peines à arrêter et qui portent à la santé des enfants qu'on leur a confiés les coups les plus funestes.

Après la nourriture, une chose qu'il importe le plus de régler convenablement chez une femme qui nourrit, c'est l'exercice du corps. Rien ne lui est plus nuisible que le repos et l'oisiveté, et rien ne lui est plus favorable qu'un exercice et surtout que la promenade en plein air. Les femmes qui, ayant l'habitude de faire de l'exercice, se condamneraient à l'immobilité, comme cela arrive chez les nourrices qui de nos campagnes viennent allaiter dans les grandes villes chez les personnes riches, voient très-souvent reparaître leurs règles; ce qui doit toujours faire craindre que la sécrétion laiteuse ne se maintienne pas dans une juste mesure, sans toutefois qu'il soit extraordinaire de voir des nourrices faire de beaux élèves, quoique réglées.

Un travail forcé serait également nuisible par des raisons absolument opposées. Mais les femmes auxquelles les usages du grand monde font une espèce de nécessité de fréquenter les bals, les spectacles et toutes les réunions où l'on fait le jour de la nuit, doivent songer plus que jamais que les habitudes consacrées par l'étiquette ne sont pas conformes au vœu de la nature, dont elles se sont décidées à supporter momentanément le joug, et choisir entre de frivoles passe-temps et la véritable manière de vivre sur laquelle repose leur santé aussi bien que celle de leur enfant.

Quand on voit la dépendance dans laquelle les violentes excitations cérébrales tiennent certaines sécrétions, comme un chagrin ou une joie subite faire couler des larmes en abondance, la salive être sécrétée en plus grande quantité par le seul souvenir d'un met agréable, ou tout à coup suspendue par la colère ou la frayeur, un effroi subit enfin, occasionner brusquement l'engorgement des mamelles, et un violent chagrin produire leur affaissement, on ne saurait mettre en doute la nécessité dans laquelle est une nourrice d'éviter tout ce qui pourrait porter une vive impression sur ses sens, son imagination ou son intelligence.

Nous voulons bien croire qu'il y a de l'exagération dans cette assertion, qu'on retrouve dans la plupart des anciens traités d'accouchements, que la colère, la fureur, l'amour excessifs donnent instantanément des qualités délétères au lait et le rendent dangereux au point d'occasionner à l'enfant auquel il est présenté, non-seulement des coliques, mais d'horribles convulsions (1); mais nous croyons aussi qu'il y a de

(1) Levret (*l'Art des accouch.*, in-8°; 1766) rapporte qu'une

l'exagération également à supposer qu'il n'y a ici qu'un déplacement de vitalité, n'atteignant le lait que par la diminution de ses éléments nutritifs, sans communiquer aucune propriété accidentelle à ses éléments primordiaux ou constitutifs : l'expérience, l'analogie, les vues théoriques et notre propre observation, tout se réunit pour nous corroborer dans cette croyance.

Il reste une dernière question, c'est celle-ci : un enfant doit-il être enlevé à une nourrice qui devient enceinte? Un si grand nombre de femmes ont continué et continuent journellement à nourrir dans cette position sans que leurs nourrissons succombent, qu'on est assez généralement disposé à résoudre cette question par la négative. Mais le médecin qui n'a pas seulement en vue de donner à l'enfant la vie sauve, mais qui doit tout disposer pour lui procurer la santé et une bonne constitution, doit porter ses vues au delà, et se guider à cet égard bien moins par une apparence de quelques moments qui peut être trompeuse, que par les enseignements de la science. « Or,

---

femme, pour se former le mamelon, avait recours à la bouche d'un petit chien. Après un violent accès de colère, elle présenta le sein au petit animal qui fut soudain frappé d'apoplexie... Muller (*Physiologie du système nerveux*, traduite en 1840, par M. Jourdan) rapporte un fait analogue : Une nourrice, après avoir éprouvé une vive frayeur, se fit téter par un jeune chien, afin que son lait n'incommodât pas son élève; quelques moments après, l'animal eut une forte attaque d'épilepsie.

on ne saurait douter que les lois de la génération ne réclament les fluides artériels sanguins qui servent à l'orgasme de l'utérus pour être employés au développement de l'embryon, et même à l'augmentation graduée de la matrice; d'après cela, et malgré une succion continuée, le sang doit abandonner les vaisseaux sanguins des mamelles, ce qui ne peut s'opérer sans une révolution et sans diminuer tant la quantité que la qualité du lait » (1). Donc, en thèse générale, on fait courir moins de chances défavorables en changeant un enfant de nourrice qu'en le laissant à celle qui est devenue enceinte.

De la manière dont l'allaitement doit être réglé depuis la naissance jusqu'au sevrage. — Quelque soin que mette une femme à se conformer aux préceptes que nous avons jusqu'ici établis, son enfant n'en retirera des résultats avantageux et durables qu'autant qu'elle saura lui présenter le sein en temps opportun, c'est-à-dire qu'elle saura régler ses repas. Les enfants se trouvent beaucoup mieux de cette distribution méthodique de la nourriture que d'un allaitement irrégulier, qui tantôt met trop de distance entre les repas, et tantôt charge coup sur coup leur estomac d'une nouvelle quantité de substance sans leur laisser le temps de digérer l'aliment qu'on vient de leur

(1) L. Sinibaldi, *Traité d'éducation physique,* traduct. de l'italien par A. Bompard, 1 vol. in-8°; 1818.

donner; et cela est conforme aux vœux de la nature, qui a voulu qu'en toute chose l'organisation s'accommodât mieux de la régularité, ainsi que le prouve le cours régulier de ses actes et les habitudes qu'elle contracte à l'égard de beaucoup de ses fonctions.

Si nous prenons cette nature pour guide dans l'espèce, que voyons-nous? Que les femelles des animaux, loin de donner leurs mamelles à chaque instant à leurs petits, se laissent tourmenter; pourquoi les femmes n'en feraient-elles pas autant? On s'imagine qu'une substance liquide comme le lait passe trop aisément pour demander le moindre travail des organes digestifs; on ignore que quiconque mange du lait digère du fromage, comme le dit Rousseau: si on savait que le lait, parvenu dans l'estomac, se sépare en deux parties, dont une liquide, le sérum, est absorbée, tandis que l'autre, très-compacte, forme une masse qui exige beaucoup de travail de la part de l'estomac pour être réduite à l'état de chyme, on ne s'empresserait pas de renouveler cette masse avant que la précédente fût entièrement élaborée.

D'abord, combien de temps après la naissance une femme doit-elle donner le sein à l'enfant? Si c'est la mère qui nourrit, elle peut, elle doit le faire presque immédiatement après l'accouchement. Si c'est une nourrice étrangère, elle devra mettre un intervalle de un ou de deux jours, afin de laisser aux moyens artificiels qu'on est souvent obligé d'employer, à défaut du premier lait, pour débarrasser l'intestin du méconium qui l'obstrue, le temps d'agir. Ces moyens sont quelques cuillerées soit de manne fondue, soit de sirop de roses pâles ou de chicorée, soit tout simplement de l'eau sucrée ou mieux miellée, mais alors donnée plus souvent. On voit des enfants qui attendent trois et même quatre jours sans dépérir, et, terme moyen, ce n'est guère qu'à quinze, vingt, et même vingt-quatre heures, qu'un nouveau-né manifeste le besoin de nourriture.

« L'enfant nouveau-né a besoin de téter fréquemment, non pas à chaque instant et sans mesure, comme nous venons de le dire, et ainsi que le pratiquent beaucoup de nourrices, mais à des intervalles rapprochés; sauf quelques exceptions dépendantes de la force et de l'appétit des enfants, il convient de leur donner à téter toutes les deux heures pendant le jour, dans les premiers temps de leur existence; on doit même rapprocher encore les intervalles quand l'enfant est faible et d'un grand appétit: ainsi le minimum pourrait être fixé, dans les circonstances communes, à une heure et demie de distance, et le maximum à trois heures. Cette régularité ne peut et ne doit pas être observée d'une manière absolue; le bon sens indique que si l'enfant dort d'un bon sommeil au delà du terme auquel il devrait téter d'après la règle, on ne le réveillera pas pour satisfaire à un besoin qu'il ne manifeste pas.

Ceci ne s'applique, bien entendu, qu'aux deux premiers mois environ de la naissance; mais à mesure que l'enfant avance en âge, les intervalles doivent progressivement augmenter, de telle sorte que du deuxième au quatrième mois une femme doit ne présenter le sein à son enfant que toutes les trois heures au plus, et du quatrième au sixième toutes les quatre, surtout si la nourrice est bonne, et que ses seins soient suffisamment fournis.

Quant à l'empressement que mettent certaines nourrices à donner leurs seins à leur enfant à chaque cri qu'il jette, nous pensons qu'elles ont tort de céder trop facilement, l'expérience leur apprenant que trop de condescendance à cet égard n'a souvent d'autre résultat que de rendre les enfants exigeants. Les cris sont d'ailleurs une nécessité pour les enfants; une nourrice doit apprendre de bonne heure à distinguer ceux qu'occasionnent la faim ou toute autre sensation douloureuse, de ceux qui ne trouvent leur cause que dans le besoin qu'ont les jeunes enfants de dilater leur poitrine, et de se compenser ainsi de l'inaction physique et morale à laquelle ils sont condamnés dans les premiers moments de la vie, ainsi que nous le démontrerons plus tard en parlant des exercices et du repos appropriés à l'enfant.

En déterminant d'une manière approximative les diverses époques auxquelles une nourrice doit donner le sein à son enfant, nous admettons nécessairement que ces époques coïncideront avec d'autres conditions favorables. C'est ainsi qu'une femme, qui dans ce moment éprouverait une vive émotion morale ou viendrait de se livrer à un travail pénible qui l'aurait mise en sueur, ne doit point hésiter à attendre jusqu'à ce que le calme et le repos soient arrivés. C'est malheureusement ce que ne font pas la plupart des femmes de la campagne; aussi perdent-elles souvent pour l'enfant ce qu'il y a d'avantageux pour lui dans la force de leur constitution.

Maintenant l'enfant doit-il prendre autre chose que le lait de sa nourrice jusqu'à six mois? L'auteur que nous venons de citer croit pouvoir répondre par la négative. Nous partagerions volontiers son avis si les femmes qui se vouent aux pénibles fonctions de nourrices étaient sûres de franchir cet intervalle sans accident. Malheureusement dans la vie sociale, et à quelque rang qu'appartiennent les femmes, il en est si peu qui puissent jouir de ce privilége, que nous pensons qu'il est prudent, dans la presque universalité des cas, d'engager les nourrices à commencer de bonne heure à habituer leur enfant à une autre nourriture, afin de se tenir toujours prêtes à parer à toutes les éventualités.

Ainsi, dès le deuxième mois, et même plus tôt s'il est fort et bien venant, qu'on nous pardonne cette expression, on pourra lui donner une fois par jour, puis deux et même trois, d'abord du lait, plus tard une légère panade, une légère crème de riz ou de fleur de farine, soit de froment, soit de maïs séché au four, ou même un peu torréfié, mais jamais de ces bouillies épaisses dont on a si longtemps gorgé les enfants en France, et pas davantage des bouillons gras ou autres gelées animales dont une fausse appréciation des facultés digestives des jeunes enfants engage les Anglais à farcir leur estomac (1).

Enfin, un enfant doit-il téter la nuit? Les nourrices voudraient bien que cette question fût résolue négativement, mais il ne peut en être ainsi; la vie d'un enfant se passant, pour ainsi dire, dans une nuit continuelle, surtout les deux et même les trois premiers mois de sa naissance, le besoin d'un moment spécialement consacré au repos n'existe pas pour lui comme pour nous. Aussi le sentiment de la faim se prononce-t-il chez lui la nuit aussi bien que le jour; il est donc non-seulement parfaitement convenable, mais indispensable que le sein lui soit offert la nuit et même plusieurs fois. On sent néanmoins qu'il est plus nécessaire encore que dans le jour de ne pas céder inconsidérément aux exigences de quelques-uns, exigences qui s'accorderaient mal, comme on le prévoit aisément, avec le besoin qu'a une nourrice de chercher des forces réparatrices dans un sommeil prolongé et non interrompu.

Allaitement artificiel. — De tous les moyens de remplacer pour un enfant le lait de sa mère, le plus

---

(1) Plusieurs médecins anglais blâment énergiquement cette coutume. Voyez Clarck, *Traité de la consomption pulmon.*, trad. de H. Lebeau, p. 267.

naturel, et en même temps le plus simple et le plus commode, est sans contredit de le confier à une autre nourrice; mais il est des positions où ce moyen, tout commode qu'il est, ne peut être employé; et on rencontre des mères qui, bien que ne pouvant pas nourrir leur enfant ou ayant été obligées d'y renoncer tout à coup, ne veulent ni s'en séparer ni être remplacées dans ce soin par une étrangère. C'est alors qu'on a recours à l'allaitement artificiel.

Cet allaitement se pratique en donnant à l'enfant le lait d'un animal, soit qu'il le prenne lui-même à sa mamelle, soit qu'on le lui donne après l'avoir recueilli. La première manière est incontestablement la meilleure, parce que le lait est pris par l'enfant dans des conditions de température, et on pourrait dire de vitalité qu'il n'aura pas dans l'autre manière. Malheureusement il exige un concours de circonstances qu'il n'est pas toujours aussi aisé qu'on le croit de rencontrer, et la plupart des femmes que ces avantages avaient séduites au premier abord sont obligées d'y renoncer. Aussi doutons-nous que les frais d'éloquence qu'a récemment faits en sa faveur M. Raspail (1) puissent le réhabiliter ailleurs que dans l'es-

(1) «Jeunes mères de nos cités..., si les nourrices vous font défaut, donnez pour nourrice à votre fils la chèvre qui, plus tard, sera fière de lui prêter son dos pour monture et ses cornes pour soutien. Quand la science sera en état de vous produire du lait de toutes pièces, elle aura le droit de vous

prit de quelques jeunes mères auxquelles l'expérience n'aurait point appris combien il est difficile de rencontrer une vache ou une chèvre assez docile et donnant en tout temps assez de lait, et combien sont fatigants et même onéreux les frais qu'occasionne son entretien.

Reste donc l'allaitement véritablement artificiel, celui qui consiste à nourrir l'enfant avec un lait recueilli d'avance. Cet allaitement que quelques médecins, effrayés sans doute, et avec raison, du nombre de victimes qui ont succombé à son emploi dans les diverses maisons destinées à recevoir les enfants abandonnés, condamnent « absolument et sans réserve à Paris et dans les villes, » et qu'ils tolèrent à peine dans les campagnes; cet allaitement n'est certainement pas aussi dangereux qu'on pourrait le croire au premier abord. Tant d'exemples sont venus me démontrer qu'il pouvait suffire à beaucoup d'enfants, que je serais presque disposé à établir en principe que l'enfant ainsi nourri par sa mère, et dans de bonnes conditions hygiéniques, a plus de chances de vie que celui qui est élevé au sein par une nourrice étrangère en dehors de ces conditions.

---

imposer ses nourrices automates; jusqu'à cette époque, rapprochez-vous autant que vous le pourrez de la nature, et éloignez-vous autant que faire se pourra de l'art et de ses merveilles. » (*Nouveau système de chimie organique*, t. 3, p. 148.)

Deux choses sont à considérer dans ce mode d'allaitement : le choix du lait et la manière de le présenter à l'enfant. Relativement au premier point, l'analyse chimique a bien démontré que des trois espèces de lait dont on pouvait le plus aisément disposer, celui d'ânesse était celui qui se rapprochait le plus par sa composition du lait de femme, puis après, celui de chèvre, et en dernier lieu celui de vache. Mais comme elle a en même temps démontré que ce dernier ne devait son infériorité à cet égard qu'à sa trop grande richesse, on a pensé qu'en le coupant avec de l'eau on le ramènerait aisément au degré convenable, et l'expérience journalière a prouvé que ce pressentiment était parfaitement fondé.

Bien plus, un fait qui avait échappé à l'attention des observateurs, quoiqu'il fût connu des ménagères de nos campagnes, et dont nous devons l'introduction dans la science à un chimiste distingué, M. Péligot, c'est que le premier lait tiré à un animal est plus léger que le second ; on peut donc utiliser ce fait pour avoir un lait de vache moins riche, et mettre ainsi à profit les avantages qu'offre la vache sur la chèvre, par exemple, d'être plus à la portée de tout le monde, de donner plus longtemps et plus régulièrement du lait, de pouvoir être nourrie de substances dont il est plus facile de varier la nature, enfin d'être moins capricieuse et de ne pas porter une odeur qui pourrait, dans certains cas, éloigner un enfant. Les personnes qui, sous le prétexte d'affaiblir le lait qui est trop consistant, le coupent, non point avec de l'eau pure, mais avec une décoction d'orge ou de gruau, commettent donc une faute grave, puisqu'au lieu de l'atténuer, elles lui donnent encore plus de densité. Il en est de même de la nécessité dans laquelle on croit être de faire bouillir le lait, qui sans cela, dit-on, donne des coliques; on ne voit pas qu'on le prive de cet arome qui lui est propre et de l'air qu'il contient, ce qui l'eût rendu plus facile à digérer.

Nous pensons donc que le conseil qu'avait donné Vauquelin, de couper par quart et même par tiers le lait de vache avec du bouillon faible pour lui donner certains principes qu'il aurait trouvés dans le lait de la femme et dont se trouverait privé celui des herbivores, ne pourrait avoir que de très-mauvais résultats; ceci posé, on doit prévoir que si le régime influe sur la composition du lait de la femme, il n'influe pas moins sur celui des animaux. La vache choisie, qui devra toujours être la même, sera d'abord nourrie de végétaux verts qui rendent le lait plus séreux et plus approprié aux organes d'un nouveau-né; elle devra prendre sa nourriture en plein air et en liberté, coucher sur de la paille renouvelée chaque jour, être fréquemment étrillée et débarrassée chaque fois de l'excédant de son lait, conduite avec ménagement.

Quant aux manières de donner le lait, il y en a trois, la cuiller, le verre et le biberon. La cuiller a l'immense inconvénient de ne donner à boire qu'en plusieurs fois, et d'impatienter les enfants les moins avides; le verre, que recommande à tort, à notre avis, M. Donné, présente le liquide par nappe et le laisse toujours échapper sur les côtés; le biberon est donc, à tous égards, préférable, « parce qu'il est plus propre à imiter ce qui se passe dans l'action de téter, c'est-à-dire à faire arriver dans l'estomac, en détail et mélangé à la salive, le lait que la cuiller y précipite en masse et sans l'imprégnation d'un fluide si nécessaire à la digestion » (1).

L'imputation de Raulin, qui le regardait comme susceptible d'occasionner des coliques, des flatuosités, des diarrhées, et qui lui attribuait même la mort de deux de ses propres enfants (2), doit être regardée aujourd'hui comme dénuée de tout fondement.

Pour compléter ce qu'il est utile de savoir sur les biberons, il faut ajouter que ceux qui sont en verre, quoique plus fragiles, sont préférables aux autres, parce qu'ils permettent de suivre de l'œil la marche du liquide; leur bout doit être fait avec une substance poreuse comme l'éponge et le liége; ils doivent être tenus très-proprement. Le lait qu'ils con-

---

(1) Londe, t. 2, p. 598, 2e édit. (Ouvrage cité.)

(2) Voyez son ouvrage intitulé *De la Conserv. des enfants, ou moyen de les fortifier*, etc., *depuis leur naissance jusqu'à la puberté*, 2 vol. in-8°; 1768.

tiennent doit être renouvelé souvent et n'être préparé qu'à mesure qu'on en a besoin, sans cela il perdrait sa qualité. Il faut aussi l'administrer à la température de celui qui sort des couloirs naturels, c'est-à-dire tiède : pour cela on le fait chauffer au bain-marie.

Sevrage et première dentition. — Nous avons dit qu'il était toujours prudent, surtout quand un enfant est nourri par sa propre mère. et qu'elle n'est pas dans des conditions de santé ou autres très-favorables, de l'habituer de bonne heure à une nourriture étrangère dont l'emploi doit progressivement augmenter à mesure qu'on approche du moment où il devra être sevré. Or, à quelle époque doit avoir lieu le sevrage? Les médecins qui ont examiné la question plus en physiogistes qu'en praticiens ont cru pouvoir établir que « l'époque du sevrage est indiquée par l'apparition des dents » (1), sans doute parce que la nature, en armant la mâchoire de l'enfant de nouvelles puissances, a eu pour but de les approprier à une nourriture plus solide et plus réfractaire que celle qui lui avait jusqu'alors suffi.

Mais si par ces mots apparition des dents on entend l'éruption des premières, il est bien certain que c'est trop tôt, d'abord parce que cette éruption ayant

---

(1) Londe, ouvrage cité.

très-souvent lieu vers le sixième mois, il est évident que l'enfant est encore trop jeune pour se passer du lait de sa mère ou de celui par lequel on a cru devoir le remplacer; ensuite parce que les premières dents, restant quelquefois isolées et sans antagonistes, sont, à bien regarder, plus nuisibles qu'utiles pour la mastication. Si, au contraire, on a voulu dire l'éruption complète des dents, il est clair que ce serait trop tard, par cette raison bien simple que l'éruption des vingt dents dites dents de lait, et qui forment la première dentition, n'étant achevée qu'à deux ans et demi au plus tôt, allant souvent à trois ans, l'enfant ne trouverait plus depuis longtemps dans le lait une nourriture suffisante.

Reconnaissant donc en principe que s'il n'y a pas d'intérêt à prolonger trop longtemps l'allaitement quand aucune circonstance ne l'exige, il y a un véritable danger à le cesser trop tôt, il faut se tenir dans une position moyenne qui est naturellement indiquée par les besoins de l'enfant. Cette époque peut être fixée d'une manière générale au commencement de la deuxième année, de douze à quinze mois, moment où les mâchoires sont déjà garnies de huit incisives, que dans un langage rigoureux on devrait seules appeler *dents de lait*. Il est presque inutile de dire qu'il ne faut pas songer à sevrer les enfants avant de s'être assuré qu'on pourra remplacer le lait par des aliments d'une autre nature; c'est pourquoi il est nécessaire de leur en donner peu à peu le goût pour les préparer au sevrage : on les familiarise ainsi de bonne heure avec la nourriture ordinaire, mais il faut le faire sans dépasser les limites qu'imposent les inconvénients, disons même les dangers d'une alimentation trop substantielle.

En résumé, le sevrage prématuré a l'inconvénient de fatiguer l'enfant auquel on donne alors une nourriture qui n'est pas encore appropriée à la force de ses organes digestifs, et de le priver d'une ressource précieuse, en cas d'incommodité, de souffrances dépendantes d'une dentition trop peu avancée, ou de toute autre cause propre au jeune âge ; l'allaitement trop longtemps continué prolonge, pour ainsi dire, l'état de première enfance, retarde le progrès et le développement des forces, et apporte au sevrage des obstacles toujours croissants, souvent très-difficiles à surmonter. Ce n'est donc que dans les circonstances exceptionnelles, par exemple en cas de maladie, de constitution très-délicate, de dentition laborieuse, que l'allaitement quant à sa durée doit dépasser les bornes que nous avons indiquées, c'est-à-dire être porté au delà de quinze mois.

Nous venons de dire qu'à dater du moment où la nature prévoyait que l'enfant ne devait plus trouver dans le sein de sa nourrice une nourriture proportionnée à ses besoins, ses mâchoires se garnissaient de dents. Ce fait contitue un phénomène important que le médecin doit soigneusement étudier, et que doit même connaître en détail toute personne qui s'occupe de l'éducation de l'enfance, parce que la douleur en est la compagne presque inséparable (1) et qu'il s'effectue à un âge où le trouble d'une partie va promptement retentir dans toute l'économie. Ce phénomène est la première dentition. Il se compose de la sortie successive des vingt dents dont la bouche des enfants est garnie à trois ans, le plus souvent même à deux et demi.

Ces vingt dents, qu'on appelle *temporaires* par opposition à celles qui leur succéderont à sept ans, et qu'on nomme *permanentes* parce quelles ne seront pas remplacées, sortent dans l'ordre suivant, sauf d'assez nombreuses exceptions : de six à sept mois les deux incisives centrales du bas, et de sept à huit les deux semblables du haut; de huit à neuf les deux incisives latérales, et de neuf à dix les deux du haut; de dix à quatorze, non pas comme on le croit généralement (2) les canines, mais les quatre premières petites molaires, une de chaque côté, toujours en commençant par celles du bas; de quinze à vingt les quatre canines qui viennent alors occuper la place qu'ont laissée entre elles les incisives latérales et les premières petites molaires; enfin de vingt à vingt-

(1) La dentition a cela de commun avec l'accouchement et la menstruation.

(2) M. Serres est le premier anatomiste français qui ait noté ce fait contrairement à l'opinion de Sabatier, de Bichat et de Boyer; mais la découverte en appartient à Blak, dentiste écossais.

cinq les deux secondes petites molaires d'en bas, et de vingt-cinq à trente les deux d'en haut.

S'il fallait en croire la plupart des auteurs qui ont écrit sur les maladies propres à l'enfance, l'éruption des dents, quoique s'effectuant suivant l'ordre que nous venons d'indiquer, serait une époque tellement funeste aux enfants que peu d'entre eux pourraient la franchir sans être à chaque instant compromis dans leur existence. Mais quand on se donne la peine de juger avant tout par les faits, on revient aisément de cette opinion exagérée qui nous fait voir une cause incessante de mort dans l'exécution d'une fonction naturelle; et on reconnaît dans un très-grand nombre de cas, de deux choses l'une : ou que la sortie des dents est étrangère aux maladies qui assiégent l'enfance à cette époque, ou que souvent elle n'agit que secondairement, c'est-à-dire en mettant en jeu l'action des causes morbifiques auxquelles étaient prédisposés les organes qui sont le siége de ces maladies, dont tout autre stimulant aurait pu tout aussi bien favoriser le développement. De tous les médecins des temps modernes, Beaumes (*Traité de la première dentition,* 1 vol. in-8° ; 1806) est celui qui a tracé le tableau le plus sombre des accidents qui peuvent accompagner la sortie des dents. Il a trouvé dans Lafargue, dentiste expérimenté de son époque (*Théorie et pratique de l'art du dentiste,* 2e édition; 1810), un antagoniste redoutable, mais non moins exagéré que lui.

Cette exagération une fois reconnue, on ne peut cependant, sans tomber dans un excès contraire, s'empêcher d'admettre que la sortie des dents ne soit un de ces actes auxquels la nature procède rarement sans effort; effort qu'accompagne presque toujours, comme nous l'avons dit, la douleur : le trouble qui en résulte peut même se faire ressentir dans toute l'économie ou du moins dans toute l'étendue des deux systèmes organiques prédominants dans l'enfance, qui sont, ainsi que nous le verrons plus tard, ceux qui président à la nutrition et à la sensibilité. Quelque difficile qu'il soit de préciser les dents dont la sortie est la plus pénible, on croit néanmoins avoir remarqué que ce sont les dernières; mais ce qui est moins douteux, c'est que l'éruption est en général moins dangereuse quand elle est précoce que lorsqu'elle est tardive, et d'autant plus à craindre que le nombre de dents qui sortent à la fois est plus grand. Les enfants qui sont nés de parents nerveux sont plus vivement affectés que les autres.

Lorsque les premières dents sont prêtes à sortir, l'enfant éprouve d'abord aux gencives de la démangeaison et un prurit qui l'engagent à porter ses doigts ou tous les corps qu'il peut saisir, dans sa bouche qui devient chaude et sèche. On aperçoit bientôt un peu de rougeur et de gonflement aux gencives; il survient un moment de fièvre; l'enfant pleure pour le plus léger motif, il a de l'agitation, tourmente le sein de sa nourrice et salive plus qu'à l'ordinaire.

Tant que cet état est modéré, on ne peut le regarder comme le signe d'une dentition difficile; il est bien peu d'enfants qui ne l'éprouvent en tout ou en partie. Malheureusement, il ne se borne pas toujours là. Le gonflement des gencives devient alors beaucoup plus prononcé, elles sont très-rouges, dures, douloureuses et chaudes au toucher. Quelquefois même leur tension est si considérable qu'elles semblent menacées de gangrène. La bouche, très-sèche et aride, présente souvent des aphtes soit aux lèvres soit aux gencives. Il n'est pas rare non plus de voir survenir du gonflement aux glandes qui sont situées sous la mâchoire, et une abondante salivation.

Si l'on porte l'attention ailleurs que vers la bouche, on voit que les joues sont rouges et chaudes, le pouls plein et fréquent. Dans son agitation, l'enfant porte continuellement ses mains vers sa figure et dans sa bouche, prend, quitte et reprend sans cesse le sein de sa nourrice, et ne peut s'endormir que dans ses bras. Ses yeux sont abattus; son sommeil, auparavant paisible et de longue durée, est troublé, souvent interrompu par des cris et des sanglots; quelquefois il survient une toux, de la difficulté à respirer, des vomissements, des mouvements spasmodiques et même de véritables convulsions: c'est là ce qui peut arriver de plus dangereux. Quelquefois cet accident est léger, borné à un membre; d'autres fois il est violent, général, accompagné de hoquets et de serrement des mâchoires. Quand la diarrhée vient compliquer cet état, on la regarde généralement comme une évacuation critique favorable qu'on doit se contenter de modérer, mais qu'on ne saurait arrêter sans danger.

Plusieurs auteurs prétendent que la dentition peut occasionner d'autres maladies, comme diverses inflammations des yeux, la cécité même, des fluxions sur la figure, des écoulements par les oreilles, des toux convulsives, même le croup, des scrofules, le carreau, la fièvre hectique, et ils en donnent pour preuve qu'on a vu des enfants affectés de ces diverses maladies en être tout à coup débarrassés par l'éruption d'une ou de plusieurs dents. Nous voulons bien admettre le fait par lui-même ; mais, l'expliquant autrement, nous pensons qu'il serait toujours imprudent de négliger ces maladies sous le prétexte que la sortie future de quelques dents sera un motif de guérison ; une triste expérience nous a souvent montré combien cette espérance pouvait être illusoire.

La dentition, nous le répétons, étant l'ouvrage de la nature, on doit, dans beaucoup de cas, l'abandonner à ses propres forces ; mais de légers secours et un régime sagement ordonné peuvent, dans toutes les occurrences, aider et faciliter cette pénible et importante fonction. Quand les accidents sont légers, qu'il n'y a qu'un peu de rougeur et de gonflement aux gencives, il faut seulement les humecter par quelque gargarisme émollient ; on mettra dans la bouche de l'enfant quelque corps tendre, tel qu'une racine de guimauve, mais non pas des corps durs. Si l'enfant a de l'agitation et de la fièvre, on entretient la liberté du ventre par quelque laxatif, et on administre quelque calmant, comme l'infusion de tilleul, de coquelicot, l'eau de laitue, et même le sirop de pavot blanc.

Lorsque les accidents sont beaucoup plus graves, que la fièvre est forte, accompagnée d'agitation, de rougeur de la face, que l'enfant est fort et pléthorique, il faut appliquer des sangsues derrière les oreilles; c'est un moyen que recommandent les praticiens spéciaux, et dont j'ai pu maintes fois moi-même apprécier les avantages. Si l'aridité de la bouche, la rougeur de la face et des yeux, le délire, annonçaient qu'une grande irritation s'est portée vers la tête, les bains de pieds seconderaient puissamment l'action des sangsues. On a aussi préconisé, dans les cas extrêmes, les vésicatoires au cou; mais il faut, en général, être sobre de ce moyen, ainsi que des préparations opiacées qui provoquent quelquefois des congestions cérébrales.

Enfin, quoique le raisonnement et l'expérience démontrent que la tension des gencives par le sommet de la dent qui veut percer ne soit pas toujours, et même ne soit que rarement la cause directe des accidents dont nous venons de faire l'énumération, plusieurs auteurs recommandent d'en venir de bonne heure à l'incision de la gencive recouvrant la dent qui veut faire éruption; d'autres, au contraire, veulent qu'on n'en vienne là qu'à la dernière extrémité (1). Nous avouons franchement que, bien que la première opinion nous ait séduit dans le commencement de notre pratique, nous n'en avons pas toujours retiré les avantages sur lesquels nous nous croyions en droit de compter; aussi pensons-nous qu'il ne faut pas en venir inconsidérément à ce moyen, que repoussent toujours les enfants, et qui effraye les parents. Il faut, avant de le mettre en usage, être bien sûr de l'imminence de l'éruption, ce qu'on reconnaît surtout lorsque la dent fait saillie sous la gencive, et qu'elle paraît réellement prête à sortir.

A l'emploi des moyens qui viennent d'être sommairement indiqués, il faut, bien entendu, associer ceux que l'hygiène fournit; ainsi, on aura le soin de faire respirer à l'enfant un air pur et libre, de ne lui donner que des aliments légers et de facile digestion. On ne perdra pas de vue non plus le régime de sa nourrice s'il n'est pas sevré : celle-ci évitera avec soin l'usage des mets épicés, des boissons fortes; enfin on éloignera de l'enfant tout ce qui pourrait le contrarier. On attachera la plus grande importance à le tenir proprement.

Et certes, par le secours de ces moyens sagement combinés et administrés avec prudence, on arrivera bien plus sûrement au résultat désiré qu'en employant

---

(1) C'est l'opinion de M. Guersant père, qui pense même que les dents ainsi mises à nu poussent moins vite que les autres... *Dictionn. de méd.*, art. DENT. (Pathologie.)

les colliers d'ambre, de dents de serpents, de racine de pivoine, et cette foule d'amulettes qu'accréditent l'ignorance et la crédulité, et dont quelques médecins, peu soucieux de la dignité de leur art, ont encore aujourd'hui le grand tort de conseiller ou la faiblesse d'autoriser l'usage.

De la nourriture des enfants depuis le sevrage jusqu'à sept ans, et de la surveillance que demande le renouvellement de leurs dents. — Une fois un enfant sevré, sa nourriture se rapprochera de plus en plus du régime ordinaire de la vie commune; ainsi du lait, des panades, des bouillies préparées avec des farines légèrement torréfiés, on passera aux soupes faites au bouillon gras, puis aux compotes de fruits, aux végétaux herbacés, comme la chicorée, l'épinard haché et cuit, soit au gras, soit au lait, aux œufs, puis enfin à la viande elle-même. Nous ne partageons pas, en effet, l'opinion des médecins qui pensent « qu'il ne doit entrer de viande dans le régime de l'enfant que lorsqu'il aura toutes ses dents. » (Londe, ouvr. cité.)

Nous reconnaissons bien que la nourriture animale trop abondante, les viandes de haut goût ou fortement épicées, sont trop peu appropriées à la grande excitabilité des organes de l'enfant pour qu'on n'ait pas à craindre qu'elles aient au moins l'inconvénient d'accélérer les actes de l'organisme et de les faire marcher avec trop de rapidité ; mais nous reconnaissons aussi que s'il y a un moyen de combattre la disposition aux affections tuberculeuses qui exercent tant de ravages dans les classes pauvres et mal nourries des grandes villes, c'est bien certainement, même dans le jeune âge, une alimentation riche et substantielle. « Les privations ne sont pas faites pour l'enfance, et la meilleure manière de disposer les hommes à les supporter un jour avec avantage, c'est de commencer par les nourrir le mieux possible, et de leur donner la plus forte organisation que comporte leur nature. » (Donné, ouvr. cité.)

Ce besoin, qui nous semble si bien établi, d'une alimentation substantielle pour les enfants, ne doit pas aller néanmoins jusqu'à leur interdire l'usage des fruits, comme l'ont fait quelques médecins, sous le prétexte que non-seulement ils forment un mauvais chyle, mais encore qu'ils occasionnent des tranchées, des dévoiements, et surtout qu'ils engendrent des vers. Sans doute les fruits acerbes, non mûrs, que les enfants recherchent souvent plus par le plaisir qu'ils ont de se les approprier que pour en faire leur nourriture, quand ils n'éprouvent pas de privations, nuisent aux digestions en fatiguant l'estomac; mais les fruits sucrés, mous, pulpeux, acidules, mûrs ou cuits, sont aussi convenables que savoureux pour l'enfant pourvu de toutes ses dents. Quant à la crainte qu'on a que l'usage des fruits n'engendre des vers, elle est toute gratuite; c'est une grossière erreur de confondre les larves d'insectes que contiennent souvent les fruits verreux avec les vers qui habitent les intestins.

L'emploi habituel du vin pur nuit essentiellement aux enfants, comme toute autre liqueur forte et fermentée; mais, coupé dans de justes proportions avec l'eau, il forme la boisson la plus appropriée à leur organisation, qu'il est si difficile de maintenir dans un juste degré de stimulation; il est même quelquefois utile d'en donner de temps à autre pur aux individus langoureux, pâles, d'une constitution inerte, muqueuse : c'est souvent un excellent moyen de prévenir la formation des vers, qui ne pullulent nulle part davantage que dans cette sorte de tempérament. Le sucre, bien que ne pouvant devenir véritablement nuisible que par un usage immodéré, a cependant l'inconvénient d'émousser l'activité des puissances digestives; il en est de même des pâtisseries, qui sont en général indigestes, et finalement plus propres à satisfaire le goût qu'à nourrir.

Nous ne croyons donc pas, avec Locke (1) et d'autres auteurs, qu'on doive donner aux enfants « des nourritures fortes et difficiles à digérer pour exercer et fortifier l'estomac à tout. » Nous n'en pensons pas moins, toutefois, qu'il est utile, surtout pour les jeunes garçons, de dompter de bonne heure la ré-

---

(1) Voyez son *Traité sur l'éducation des enfants,* traduit de l'anglais par Coste, en 1695, et dont une édition a paru à Lausanne en 1746 (2 vol. in-12).

pugnance de certains aliments qui ne sont pas malsains; ce n'est pas la nature qui inspire ces répugnances, mais la délicatesse de notre éducation. Dans tous les cas, il est prudent de varier, autant que possible, les aliments des enfants, et de ne jamais les astreindre à un régime spécial, à moins qu'il ne soit impérieusement prescrit pour neutraliser une prédominance organique trop fortement prononcée. Celui, en effet, qui s'habitue à une classe d'aliments, devient incapable d'en supporter une autre.

Si, après avoir établi les règles suivant lesquelles doivent être choisis les aliments appropriés au jeune âge, nous passons à l'ordre dans lequel ils doivent être pris, nous reconnaissons d'abord que l'enfant, n'ayant pas seulement à réparer des pertes, mais à faire les frais de son accroissement, devait nécessairement tout à la fois et éprouver plus souvent le besoin de manger, et manger, relativement à son poids, beaucoup plus que l'adulte; aussi soutiennent-ils difficilement l'abstinence et la faim. C'est ce qu'avait très-bien observé Hippocrate, comme l'indique cet aphorisme : « Les vieillards supportent très-difficilement le jeûne, en second lieu les hommes faits; quant aux adolescents, ils ne peuvent le supporter pas plus que les enfants, surtout ceux qui sont doués d'une grande énergie vitale. » (*Diététique,* aphor. 351.)

C'est ce que démontre aussi l'histoire rapportée par le Dante, du comte Ugolin, qui, condamné à mourir de faim avec ses enfants, les vit successivement périr dans l'ordre inverse de leur âge, et survécut le dernier pour succomber accablé de toutes les douleurs. Donc, si deux repas suffisent aux vieillards, trois à l'adulte, quatre au moins sont utiles à l'enfant.

Enfin les aliments dont doit se nourrir l'enfant devant être de plus en plus variés, et pouvant progressivement exiger un travail plus actif de la part de ses mâchoires chargées de les broyer, il était nécessaire que ces dernières s'armassent de nouveaux instruments. C'est en effet ce qui a lieu : aux premières dents en succèdent d'autres, qui sont à la fois plus fortes et plus grosses (1), et auxquelles viennent s'en ajouter douze nouvelles, formant, avec les vingt dents qui remplacent celles de la première dentition, le nombre total de trente-deux dont se trouvent garnies les mâchoires d'un adulte.

C'est ordinairement de huit à neuf ans que ce renouvellement a lieu ; mais il est précédé, à un an environ de distance, de la pousse des quatre premières grosses molaires, qui, ne devant pas être remplacées, font dès lors partie de la deuxième dentition. Ce re-

---

(1) L'analyse chimique montre en effet que les dents de lait contiennent plus de matière animale et moins de phosphate de chaux que les permanentes. Quant à la grosseur, elle est tout à l'avantage de ces dernières, le plus simple examen démontrant que, quoi qu'on ait pu dire, l'arc décrit par le cercle alvéolaire est plus grand à quinze ans qu'il ne l'était à huit.

nouvellement se fait exactement dans l'ordre de la première éruption, c'est-à-dire que les deux incisives du bas partent les premières, et sont de suite remplacées, puis les deux semblables d'en haut, et ainsi de suite. Il a besoin d'être soigneusement surveillé, car au plus léger obstacle, et souvent même sans obstacle apparent, il s'effectue mal, et constitue des irrégularités de denture formant de véritables difformités auxquelles on ne remédie jamais sans danger pour la solidité des dents qui les forment.

Le meilleur moyen de prévenir ces difformités, qui portent quelquefois de si graves atteintes à l'expression de la physionomie, c'est d'enlever en temps opportun les dents de lait pour faire place à celles qui doivent les suivre. Or, quoi qu'on en puisse dire, cet art consiste en général à enlever les dents de lait dès qu'elles sont chancelantes, et que la dent secondaire fait une saillie appréciable à l'œil. Craindre, avec les personnes étrangères à la science, qu'on ne puisse enlever la dent secondaire avec la primitive, ce serait montrer qu'on ignore que ces deux dents ne sont pas logées dans le même alvéole; et admettre qu'en enlevant trop tôt les dents de lait, on laisse à la mâchoire le temps de se resserrer, et par conséquent de diminuer la place que doivent occuper les secondes, c'est prouver qu'on ignore que ces dernières, depuis longtemps ossifiées, forment, à la place même qu'elles doivent occuper, un obstacle qui s'oppose à tout rétrécissement de ce côté.

Une fois les dents remplacées, on ne saurait trop recommander aux enfants de ne rien négliger des précautions sur lesquelles leur conservation repose; en s'y soumettant de bonne heure, ils s'éviteront les atroces douleurs que leur carie occasionne si souvent, et avec cela l'amer regret d'être privés avant le temps d'un ornement non moins utile aux premiers besoins de la vie que nécessaire à l'expression de la physionomie et à la régularité de la prononciation.

2° Soins de propreté.

Premier soin qu'exige, sous ce rapport, le nouveau-né. — Étant resté neuf mois dans le sein de sa mère, plongé dans le milieu doux et tempéré que forment les eaux de l'amnios, l'enfant vient au jour enduit d'une légère couche d'un corps gras et muqueux qui garantit sa peau fine et délicate de l'impression brusque de l'air et de la lumière. Le premier soin qu'il réclame, c'est d'être débarrassé de cet enduit, qui est surtout plus abondant et plus épais dans toutes les parties déprimées du corps et vers les jointures, dont il facilitait sans doute les mouvements.

De ce que les mères, chez les quadrupèdes, enlèvent cet enduit muqueux en léchant leurs petits, quelques physiologistes, abusant de la nécessité où nous sommes quelquefois, étudiant la base pour remonter au sommet, de rechercher dans les animaux l'origine de quelques-unes de nos déterminations morales, se sont naïvement demandé « si l'on ne pourrait pas rapporter à cet instinct le penchant irrésistible qu'éprouve la femme d'embrasser son enfant par tout le corps » (1). Non, sans doute, leur répondrons-nous ; le penchant qu'éprouve la femme à la première vue de son enfant a un plus noble motif, et c'est outrager la nature que de supposer un instant qu'après avoir donné des mains à l'homme et une intelligence supérieure pour les guider, il puisse avoir un instant l'idée de se placer dans la position des êtres privés des facultés qui forment les caractères distinctifs de son espèce.

Plusieurs moyens sont usités pour nettoyer l'enfant qui vient de naître : tantôt on se contente de l'essuyer avec un linge doux jusqu'à ce que la plus forte partie de l'enduit qui couvre sa peau soit enlevée ; tantôt on le lave directement avec une éponge fine imbibée soit d'eau pure, soit d'eau légèrement aromatisée par quelques cuillerées de vin, mais tiède, pour mieux s'harmoniser avec la température du milieu qu'il vient de quitter. Les deux premières manières nous ont toujours paru suffisantes ; la troisième n'a cependant aucun inconvénient, quoi qu'en puisse dire Rousseau, qui la blâme sous le prétexte que « la nature ne produit rien par elle-même de fermenté ; »

---

(1) Virey, article ENFANT du grand *Dictionn. des sciences médicales.*

comme si cette même nature, si souvent invoquée à tort, n'avait pas, nous le répétons, compté sur notre intelligence pour faire subir aux choses nécessaires à notre vie les préparations qui devaient les rendre appropriées à nos besoins.

Du danger des bains froids pour les enfants naissants. — On ne s'est malheureusement pas contenté, dans ces derniers temps, de blâmer l'habitude qui commençait à se répandre de laver les nouveau-nés avec une eau rendue plus stimulante par l'addition d'une petite quantité de liqueur spiritueuse; on a voulu nous ramener aux usages de plusieurs peuples de l'antiquité qui les plongeaient dans l'eau des fleuves, même dans l'eau glacée, en les retirant du sein de leur mère, comme on trempe un fer ardent pour le durcir; et cette coutume barbare, prêchée par des voix éloquentes et passionnées, a non-seulement trouvé des défenseurs dans le moment rapproché où le besoin qu'éprouvait notre société d'une rénovation complète faisait quelquefois prévaloir sur la raison les opinions les plus erronées, mais compte encore parmi nous quelques partisans.

Le plus simple raisonnement ne devait-il pas cependant faire entrevoir de suite ce qu'il y avait en cela de ridicule et de dangereux? et, à défaut de raisonnement, l'observation la moins attentive de ce qui se passe sous nos yeux ne devait-elle pas montrer que l'enfant qui vient de naître a besoin de chaleur? Voyez les quadrupèdes : les petits viennent se serrer contre les mamelles et entre les jambes de la mère. Voyez les oiseaux : la poule étend ses ailes et rassemble ses poussins sous son corps. La nature a même établi chez certains animaux (1) une sorte de poche sous-abdominale formée par la duplicature de la peau dans laquelle les petits se tiennent chaudement rassemblés près des mamelles renfermées également dans cette bourse. Les reptiles naissants, les poissons même, recherchent le soleil, cet astre vivifiant de toute la nature : tout périt en son absence et par la rigueur des hivers, surtout vers les pôles ; tout pullule et se multiplie sous des cieux plus doux et même sous l'ardeur de la zone torride.

On voit donc combien il est contraire à la nature d'exposer au froid les nouveau-nés, comme ont eu la faiblesse de le recommander quelques auteurs. Pour ce qui est des bains froids, non-seulement ils agissent dans une direction opposée à celle du mode de vitalité propre à l'enfance qui tend à l'épanouissement, à l'excentricité, et doivent être proscrits sous ce rapport, mais encore leur effet local pervertit les fonctions de la peau et s'oppose à des excrétions impérieusement nécessaires. Grimaud, de Montpellier, dont les idées médicales et physiologiques méritent peut-être d'être plus connues, a énergiquement si-

---

(1) Par exemple, les femelles des didelphes, des kanguroos.

gnalé cet inconvénient des bains froids, et a ajouté de nouvelles preuves à celles qu'on avait rassemblées avant lui. De toutes ces preuves, je me contente de signaler celles que rapporte dans la narration suivante un ancien professeur de l'école de Paris, Moreau, de la Sarthe (1) :

« Lors du triomphe le plus général des principes d'éducation physique présentés par Rousseau, un homme de lettres distingué, qui les adopta sans restriction, perdit son enfant à la suite de l'usage des bains froids, et son épouse par l'effet de plusieurs allaitements auxquels sa constitution faible et délicate devait s'opposer. Ce père infortuné vit encore aujourd'hui, et, détrompé par la plus cruelle expérience, il m'a souvent dit, avec l'expression d'une douleur que le temps n'a point allégée : Si par la science, objet constant de vos méditations, vous cherchez à exercer une grande influence sur le bonheur de la société, osez attaquer avec courage les paradoxes funestes de Rousseau, et, au prestige de l'éloquence qui les fit triompher, opposez les larmes amères et le deuil éternel des infortunés qu'ils ont séduits. »

De la manière dont les bains et les ablutions doivent être administrés chez les enfants. — Nous venons de

---

(1) *Quelques observations sur les opinions de J.-J. Rousseau*, faisant suite au mémoire déjà cité.

blâmer les bains froids dans lesquels on a conseillé de plonger les enfants naissants ; et, malgré les exemples qu'on cite de certains peuples barbares, qui ne voyaient peut-être dans cette coutume qu'un moyen de se débarrasser des enfants faibles, nous ne trouverons jamais d'expressions assez fortes pour faire ressortir l'absurdité des raisons sur lesquelles on a cru pouvoir en établir la nécessité (1). Mais autant les bains froids nous paraissent nuisibles, autant il nous semble important d'habituer de bonne heure les enfants aux bains d'une douce température. Quelque soin, en effet, qu'on ait de les débarrasser à chaque instant, en les renouvelant, des langes destinés à recevoir les matières fécales et l'urine dont ils sont mouillés, jamais, si on se contente de les essuyer, on ne détruit complétement les émanations animales au milieu desquelles ils se trouvent incessamment plongés.

Dans les deux premiers mois de la naissance, on peut se contenter de faire ces ablutions avec une éponge imbibée d'eau élevée à une température variable, entre 25 et 35 degrés centigrades, pour descendre insensiblement à la température de l'atmo-

---

(1) Dans ces derniers temps, un célèbre praticien allemand, Hufeland, les a recommandés comme un moyen infaillible de changer les constitutions faibles en constitutions robustes. Voyez son ouvrage intitulé *la Macrobiotique ou l'art de prolonger la vie*, traduit en 1838, par A.-J.-M. Jourdan.

sphère, mais en été seulement; car, en hiver, l'eau froide, même employée en lotions, et à plus forte raison l'eau glacée, aurait toujours de graves inconvénients. Une fois arrivé à deux mois révolus, l'enfant peut, doit même être plongé d'abord une fois par semaine, puis deux et même trois, dans un bain entier, dont la température, comme celle des ablutions, sera insensiblement amenée à celle de l'atmosphère. C'est le moyen, nous le reconnaissons, de l'affermir contre les variations de l'air, source de tant de catarrhes et de fluxions, de fortifier ses chairs molles et flasques, de combattre cette susceptibilité nerveuse qui semble s'accroître tous les jours en raison des progrès de la civilisation.

Depuis quelques années, dans la société, qui en cela a voulu imiter les Anglais, s'est répandu l'usage de faire prendre tous les jours, même aux très-jeunes enfants, un bain tiède assez prolongé; érigé en règle générale, cet usage me semble dépasser le but par la fatigue et la mollesse qu'il entraîne nécessairement à sa suite; aussi je crois que deux bains, ou trois au plus par semaine, doivent suffire; plusieurs enfants se trouvent même très-bien d'un seul. Une précaution, dans tous les cas, qu'il faut toujours avoir, c'est de laisser d'autant moins les enfants dans l'eau qu'elle est moins chaude. Si elle est complétement froide, c'est-à-dire à la température de l'appartement dans lequel est pris le bain, nous n'admettons jamais, nous le répétons, qu'on puisse aller au-dessous;

dans ce cas, il faut se contenter d'y plonger l'enfant, et avoir le soin de l'essuyer immédiatement, afin d'empêcher que l'eau, en prenant au corps le calorique nécessaire à son évaporation, ne le refroidisse subitement, ce qui pourrait avoir les plus grands dangers.

La crainte qu'on a généralement que es bains, en rendant de plus en plus tendre la peau des enfants, n'augmente encore la disposition qu'ont la plupart d'entre eux à se couper, suivant l'expression vulgaire, n'a aucun fondement, surtout si l'eau n'est pas à une haute température, si l'enfant n'y reste pas longtemps, et si on a soin, en le sortant, de l'essuyer avec des linges bien secs. Quand cet accident arrive, ce qui se voit surtout chez les enfants gros et gras, il faut avoir la précaution de ne jamais laisser les parties coupées en contact avec des linges imprégnés d'urine, et les saupoudrer avec un peu de poudre bien desséchée de licopode.

Des soins de propreté dont la tête des enfants doit être l'objet. — La tête des enfants mérite aussi une attention particulière. On sait que la plupart, pour ne pas dire tous, naissent la tête garnie d'une espèce de croûte légère, vulgairement nommée chapeau, sorte de desséchement d'une matière exsudée, tenant lieu d'épiderme aux parties qu'elle recouvre, comme la partie supérieure du frontal, le bas des pariétaux et la partie inférieure de l'occipital. Cette matière doit être respectée tant qu'elle ne se détache pas d'elle-même; en l'enlevant forcément, comme l'amour-propre porte quelques mères à le faire, on s'expose à mettre à nu le bulbe des cheveux, et, au lieu d'aider à l'accroissement de ces derniers, on le retarde pour le moins. Ce n'est donc qu'à mesure que cette matière se détache par écailles qu'on doit en débarrasser la tête; on aide alors sa chute par de légères lotions tièdes faites avec une éponge fine. Les frictions faites avec une brosse de chiendent ou autres, conseillées pour aider le développement des cheveux, surexcitent au contraire le bulbe, attirent le sang à la tête, causent des éruptions à la peau du crâne, et prédisposent inévitablement aux congestions cérébrales, tout en manquant le but qu'on espérait atteindre.

Ce n'est guère que dans le cours de la deuxième année que les cheveux se développent véritablement, et ce n'est même encore ordinairement que plus tard qu'ils doivent être peignés. On conçoit que les soins qu'ils demandent sont d'autant exigibles qu'ils sont plus longs et plus épais. Mais une précaution sur laquelle on ne saurait trop insister, c'est, quand les cheveux ont acquis une certaine longueur, de ne jamais les couper complétement. En débarrassant ainsi subitement la tête de l'espèce d'émonctoire dont le tube capillaire lui tenait lieu, et en mettant tout à coup le cuir chevelu en contact avec l'air, on s'expose aux plus fâcheuses répercussions.

Nous en avons vu récemment un exemple sur un jeune garçon de quatre ans, auquel on coupa d'un seul trait une magnifique chevelure blonde dont ses parents avaient d'abord fait l'objet d'une jouissance personnelle, mais dont ils s'étaient fatigués à cause des soins incessants qu'elle exigeait; le lendemain même de l'opération, l'enfant devint abattu, eut un gonflement des ganglions lymphatiques sous-maxillaires et un suintement des yeux, qui fut le triste prélude d'une ophthalmie purulente qu'on eut la plus grande peine à faire cesser.

Si pour des raisons particulières, comme par exemple le désir bien louable de surveiller le développement de quelques-unes de ces éruptions si communes dans le jeune âge, on se croyait obligé de sacrifier subitement la chevelure d'un enfant, on devrait, au moment où l'on vient de la couper, couvrir la tête d'un bonnet assez épais pour que la transpiration du cuir chevelu se maintînt à peu près au même degré. Dans le cas où on s'apercevrait que cet effet n'est pas obtenu, il faudrait même replacer sur le premier serre-tête, qu'on choisirait alors en flanelle, une coiffe de toile cirée. Tous les moyens ordinaires avaient échoué contre l'ophthalmie de l'enfant dont je viens de rapporter l'exemple, lorsque nous conseillâmes celui-ci, qui eut bientôt les plus heureux résultats.

On prévoit aisément que ces accidents seront d'autant moins à craindre qu'on aura fait plus tôt contracter aux enfants l'habitude d'avoir la tête constamment découverte, même pendant la nuit. On trouve tous les jours dans la société des personnes qui payent par des rhumes continuels la négligence qu'ont mise leurs parents à leur faire contracter cette habitude.

Les cheveux des enfants deviennent, plus particulièrement qu'à toute autre époque de la vie, le siége de l'insecte parasite qu'on appelle pou. On a cru longtemps, et on croit même encore dans les classes peu éclairées, que l'apparition de cet insecte chez les enfants est un moyen provoqué par la nature pour débarrasser l'économie des humeurs superflues, et par conséquent qu'il faut les respecter. C'est une erreur : les poux sont au contraire le stimulus le plus propre à faire de la tête un centre habituel d'humeurs, par la démangeaison continuelle qu'ils y occasionnent. Il faut donc s'empresser de les détruire aussitôt qu'ils paraissent : les pommades contenant une légère quantité de mercure, et administrées avec prudence, sont le plus sûr moyen employé à cet effet. Cependant, si on avait eu l'imprudence de les laisser pulluler en grande quantité, comme par exemple dans les cas où l'on aurait voulu les faire servir de révulsif pour une maladie des yeux, il y aurait quelque danger à les faire passer tout de suite. Si on en venait là, il faudrait prendre les précautions que nous avons recommandées pour les cas où l'on débarrasserait subitement la tête d'un enfant d'une longue chevelure.

3° Vêtements.

Habillement de l'enfant qui vient de naître. — Nous avons vu, en parlant des bains, combien il était contraire à la raison d'admettre que l'eau froide peut être utile à l'enfant qui vient de naître; et aux faits que nous avons invoqués pour démontrer que tous les êtres vivants recherchaient la chaleur en naissant, nous pourrions ajouter que si les animaux viennent au monde déjà couverts, les uns de poils, les autres de duvet, et si leur mère prépare un lit mollet et chaud pour les recevoir, c'était uniquement pour qu'ils fussent plus sûrement garantis des intempéries de l'air. Nous en concluons donc que si l'homme, dont la peau n'est abritée par rien, se couvre de vêtements, il ne fait en cela qu'obéir à une détermination instinctive.

Nulle part, malheureusement, l'abus n'est plus près de l'usage : à commencer par la manière de vêtir les enfants nouveau-nés, tout porte en effet le cachet du caprice et jamais celui de la raison. Qu'on ne croie pas que les sociétés modernes méritent seules ce reproche, car, avant que Rousseau eût dit avec son éloquence habituelle : « L'homme civilisé naît, vit et meurt dans l'esclavage; à sa naissance on le coud dans un maillot; à sa mort on le cloue dans une bière »(1), Pline avait dit aussi, non moins éloquem-

(1) Ouvrage cité, liv. 1er.

ment : « Le voilà donc cet animal superbe, né pour commander à tous les autres ! Il gémit, on l'emmaillote, on l'enchaîne ; on commence sa vie par des supplices, pour le seul crime d'être né » (1).

L'habillement de l'enfant naissant est pourtant une chose si simple, qu'il doive paraître extraordinaire qu'on ait pu tomber dans l'erreur à cet égard. Le but n'est-il pas atteint dès qu'on l'a couvert de vêtements chauds et légers pour le garantir sans l'étouffer, doux et larges pour n'exercer sur son corps aucun frottement douloureux, aucune compression gênante ? Au lieu de cela, de bonne foi, que fait-on ? On l'enveloppe, on l'étreint, on le garrotte ; car il ne faut pas croire que le maillot soit totalement abandonné : non-seulement il est encore en usage dans quelques départements méridionaux tel que l'a inventé le génie du mal ; mais, dans la presque totalité de la France, il n'a que changé de forme. Ces langes fortement croisés sur la poitrine et sur le ventre, et assurés avec huit ou dix épingles, puis recouverts d'une pièce de laine fixée de la même manière et ramenée carrément des pieds au corps pour ne former du tout qu'un véritable paquet, comme on le fait partout sous nos yeux, n'est-ce pas encore le maillot ?

En vérité, quand on réfléchit à tout ce que cela a de contraire non-seulement à la raison, mais aux simples inspirations de l'instinct, on se demande com-

(2) *Histoire naturelle*, traduct. de C.-B. Gueroult.

ment le médecin peut rester spectateur tranquille de cette espèce d'emballage, qu'on fait devant lui, de l'être fragile et délicat que ses soins viennent d'aider à franchir le pas qui sépare le néant de la vie.

Pour notre compte personnel, nous n'avons jamais pu nous empêcher de faire remarquer tout ce que nos usages avaient en cela de ridicule et de dangereux. Aux mères qui justifient ces usages par la crainte que les membres de leur enfant ne se redressent pas, nous représentons la position qu'il avait dans leur sein et leur faisons sentir combien il doit souffrir du brusque changement qu'on lui fait subir à cet égard et auquel ses articulations ne se prêtent que difficilement. A celles qui prétendent que l'enfant ainsi enveloppé sera moins accessible au froid, nous démontrons que, puisque le sang est l'agent essentiel de la chaleur, il aura d'autant plus chaud que ce sang pourra plus librement circuler dans toutes les parties de son corps. A toutes, enfin, nous opposons l'exemple de nos animaux domestiques, dont les membres se développent parfaitement droits, sans qu'on ait jamais songé à employer pour eux aucun moyen contentif préparatoire.

Voici donc ce que nous adoptons comme n'étant ni trop contraire à la raison, ni trop éloigné des usages reçus. Quand le nouveau-né est nettoyé et qu'on a placé autour de son ventre la bande qui doit protéger, contre les tiraillements extérieurs, la partie du cordon ombilical qui lui reste encore quatre ou cinq jours adhérente, on s'occupe de sa coiffure ; car il est bon que sa tête ne reste pas découverte, tant qu'elle est dépourvue de cheveux. Cette coiffure se composera simplement d'un bonnet de toile ou de légère flanelle, suivant la saison, et recouvert d'un autre de mousseline; le tout sera fixé au moyen d'un large ruban qui entourera la tête, ou d'une mentonnière écartée du menton par une bandelette formant une anse, dont les deux chefs seraient fixés au devant de la poitrine.

Les liens qui, partant des bonnets, viennent se nouer sous le cou, sont inutiles ou dangereux. Si l'enfant fait peu de mouvement, il ne se décoiffera pas; s'il en fait assez pour déranger ses bonnets et qu'ils soient maintenus par une mentonnière étroite comme un cordon, ils tireront alors assez sur cette bride pour écorcher le dessous de la mâchoire ou y exercer une compression nuisible, et, « tout bien considéré, dit avec raison, M. le docteur Londe, il vaut encore mieux que l'enfant soit exposé à rester quelques minutes la tête découverte, qu'à mourir d'une congestion cérébrale. »

Si nous prétendons que la tête des nouveau-nés ne doit pas rester découverte, nous soutenons aussi qu'il est nuisible de la surcharger de bonnets qui concentrent une chaleur incommode et retiennent la matière de la transpiration. Comme le cuir chevelu est alors doué d'une force exhalante considérable, tout ce qui tend à l'accroître au delà du terme convenable ne peut qu'être dangereux. C'est sans doute, dit le docteur Ratier (1), à la mauvaise habitude de couvrir trop la tête que peuvent être attribuées les éruptions variées qui affectent cette partie et qu'on désigne communément sous le nom de gourmes, affection qui n'est pas, comme le pense le vulgaire, une dépuration nécessaire et préservatrice, « mais dont l'apparition introduit toujours une chance très-défavorable à la santé, parce qu'elle peut se supprimer, et que la suppression d'une évacuation, même vicieuse, pour peu que l'on y soit accoutumé, devient souvent une cause de maladie. » Nous l'avions déjà dit en signalant le danger qu'il y aurait à détruire, sans prendre aucune précaution, les poux dont on aurait eu l'imprudence de laisser un certain temps garnie la tête des enfants. Le raisonnement est ici d'accord avec les faits pour prouver que les éruptions dont est si souvent envahie la tête des enfants, n'ont, dans bien des cas, d'autre cause que celle que nous venons de signaler, puisque ces éruptions, fréquentes en Pologne, où les bonnets sont chauds, lourds et rarement changés, sont presque inconnues en Italie, où l'usage est de laisser les enfants la tête découverte.

Si nous passons de la coiffure aux vêtements ap-

---

(1) *Essai sur l'éducation physique des enfants,* broch. in-8° ; 1821. Ce mémoire a été couronné par la Société de médecine de Bordeaux.

propriés aux corps des jeunes enfants, nous avouons qu'on peut, sans grand inconvénient, conserver les chemises vulgairement nommées brassières, qui sont assez courtes pour ne pas aller jusqu'au siége, où elles seraient à chaque instant mouillées, et qui s'ouvrent par derrière, afin que l'ouverture de leurs manches reçoive aisément les bras auxquels on ne pourrait pas sans inconvénient faire exécuter de renversement en arrière, comme nous le faisons, par exemple, pour mettre un habit. Il faut aussi que ces manches soient très-aisées, de peur que les doigts de l'enfant ne s'y trouvent arrêtés et renversés. On prévient cet accident en introduisant par l'ouverture inférieure de la manche deux doigts avec lesquels on va chercher la main de l'enfant, qu'on fait passer ainsi sans courir le risque de la tirailler et même de la luxer.

Il n'en est pas de même de la couche pliée en triangle qu'on tortille autour des cuisses et des jambes de manière à en former une espèce de culotte, dans l'intention de tenir chaud l'enfant et de l'empêcher d'être sali. En effet, si cette couche ainsi disposée s'oppose à ce que l'air frappe directement les jambes, ce qu'on peut très-bien obtenir par un moyen plus simple, elle a le fâcheux inconvénient de maintenir immédiatement appliquées sur les membres de l'enfant les matières excrémentitielles dont elle est sans cesse humectée. Il vaut beaucoup mieux, il nous semble, employer une couche de toile ou de coton, suivant la saison, qu'on se contente d'attacher légèrement autour des reins, en forme de jupon, puis, qu'on recouvre d'un lange de laine fixé de la même manière, et assez long pour dépasser d'un demi-mètre environ les pieds de l'enfant. Par ce moyen, qui exclut tout emploi d'épingles, toujours dangereux, il est suffisamment préservé du froid; il peut étendre et retirer les jambes à volonté, et l'on voit en un instant s'il est sali ou non.

Terminons ce qui a rapport à l'habillement de l'enfant nouvellement né, en faisant remarquer qu'on peut, qu'on doit même se dispenser de lui mettre aucune chaussure Les souliers, bien entendu, lui sont pour le moins superflus, puisqu'il ne sera pas de longtemps à même de marcher, et les bas qu'on lui mettrait alors, mouillés par les matières et surtout par l'urine, ne feraient qu'en prolonger le contact sur la peau. Nous avouons toutefois que, si la crainte qu'on pourrait avoir que l'enfant eût froid ne laissait d'autre alternative que de lui mettre des bas ou de relever le lange de dessus par-dessous ses pieds pour venir le fixer carrément au-dessous des aisselles, nous ne balancerions pas à nous prononcer en faveur des bas, sauf à les avoir très-courts, et à les renouveler aussitôt qu'ils seraient mouillés.

Habillement des enfants arrivés à leur seconde année. — Tant que l'enfant reste couché, ou dans les bras de sa mère, le genre d'habillement que nous venons de décrire lui suffit, parce qu'il est le seul qui permette de le tenir propre; mais, quand il commence à pouvoir manifester ses besoins, que ses formes se dessinent davantage, que ses organes acquièrent un développement plus complet, son costume peut être changé. Alors, à la chemise courte qu'il portait d'abord, on en substitue une plus longue, et on lui met une robe de tissu plus ou moins épais, suivant la saison, mais simplement fermée et maintenue en haut par une coulisse.

Cette robe est nécessairement la même pour les deux sexes jusqu'à trois ans environ, époque à laquelle chacun prend l'habillement qui lui est propre, c'est-à-dire, où le petit garçon commence à être affublé d'un pantalon. Quelque peu de danger qu'il semble y avoir, aux yeux de beaucoup de personnes, à maintenir ce pantalon avec des bretelles, nous préférons le voir fixé à un gilet à manches au moyen de boutons placés circulairement au-dessus des hanches. Ces deux parties principales de l'habillement ne forment ainsi qu'une pièce ayant son point d'appui sur les épaules dont il embrasse la partie supérieure, sans exercer de constriction particulière sur aucun point. Nous ne voyons pas les avantages que les enfants retirent de boucles placées derrière la ceinture des pantalons : elles nous paraissent même, étant serrées, plus propres à gêner qu'à faciliter les mouvements.

Quant à la coiffure des petits garçons, elle ne saurait être trop légère; en hiver, une casquette du drap le plus mince; en été. un chapeau de paille, ne suffisent déjà que trop; et il faut les habituer à avoir toujours la tête découverte dans les appartements. Les cravates, sans contredit la partie la plus ridicule et la plus incommode de notre habillement, leur sont tout à fait inutiles; sous ces deux rapports, la coiffure et la cravate, les usages sont tout à l'avantage du sexe féminin. Ce que les jeunes filles gagnent de ce côté, il est vrai, elles le perdent vers la poitrine par la gêne qu'on les habitue de bonne heure à supporter de ce côté, et que la coquetterie ne les engage que trop à endurer courageusement; car il est bon que l'on sache qu'il n'est pas rare de voir des mères faire contracter à leurs filles, dès l'âge de six et même de cinq ans, l'usage barbare et ridicule des corsets, pour empêcher, sans doute, ces pauvres enfants de deviner les secours qu'elles empruntent elles-mêmes à ces espèces de tuteurs.

Enfin, la chaussure des enfants doit simplement consister en souliers larges et plats : étroits, ils défigurent le pied et prédisposent à ces endurcissements épidermiques, si incommodes et si souvent douloureux, qu'on nomme cors; garnis de talons hauts, ils rendent la marche moins certaine. Sans vouloir, avec Locke (ouvrage cité), que les souliers des enfants soient assez minces pour qu'ils ressentent constamment le froid et l'humidité de la terre, nous sommes néanmoins d'avis qu'ils ne doivent jamais être fourrés; car il est bon de les endurcir contre le froid aux pieds, qui est, en effet, suivant la remarque de ce philosophe, une cause très-fréquente de maladie.

Quant aux bas de laine, ils doivent être tout à fait proscrits pour les enfants bien portants, parce que c'est une ressource précieuse, ainsi que tous les vêtements de laine appliqués sur la peau, qu'il faut ménager pour les moments où l'on sera obligé de contrebalancer par l'excitation de la surface du corps la marche de quelque affection intérieure. Nous ne saurions trop insister sur ce point de l'éducation physique des enfants, à l'égard duquel les parents mal dirigés commettent tous les jours les plus graves erreurs.

4° EXERCICES (ET REPOS).

Nécessité du repos pour l'enfant qui vient de naître. — Mouvement et repos, voilà, nous le savons, à quoi se réduit en dernière analyse la somme totale des actes qui constituent l'existence de l'homme et de tous les êtres jouissant avec lui du privilége de l'animalité. Mais ces deux états de l'individu ont besoin d'être dans un certain rapport pour que la santé se maintienne; et comme l'excès de l'un et de l'autre est préjudiciable, il faut de bonne heure chercher à en fixer les limites respectives et poser les conditions dans lesquelles il est convenable de s'y livrer.

L'enfant, dans les premiers moments qui suivent sa naissance, a infiniment plus besoin de repos que de mouvement. Il devait de toute nécessité en être ainsi. Sa vie étant, pour ainsi dire, toute intérieure et se résumant en nutrition et assimilation, rien ne devait troubler l'essort de ces deux fonctions fondamentalement organisatrices, qui jouissent chez lui d'une énergie et d'une promptitude admirables. Téter et dormir font toute l'existence du nouveau-né : il dort d'autant plus qu'il est plus jeune ou qu'il s'accroît et se nourrit davantage, car la nature, nous le répétons, est en lui tout entière à ces actes. Voyons de quel soin il doit être l'objet sous le rapport du repos.

En dehors des moments ou l'enfant tette, il doit généralement être placé dans son berceau. Ce petit lit, espèce de nacelle montée solidement sur des pieds, comme ils sont tous aujourd'hui, a l'avantage de tenir l'enfant à la hauteur des personnes qui doivent le soigner, loin du plancher où se dégage toujours de l'humidité, hors la portée des animaux domestiques, et de le garantir de toute chute. Il doit être garni de coussins de balle d'avoine qu'on aura soin de renouveler souvent ; ces coussins sont suffisamment doux et conservent moins la chaleur et les émanations animales que les matelas de laine et surtout que les lits de plume. Il ne doit pas être couvert de rideaux épais et hermétiquement fermés. L'habitude qu'on a dans les maisons aisées de l'orner en bouchant avec des tapisseries les claires-voies que laissent entre elles les tiges d'osier dont il est ordinairement composé est nuisible, parce qu'on s'oppose par là à la ventilation à laquelle il ne peut qu'être utile qu'il soit soumis.

Ce berceau ne devra non plus être placé auprès des murs, surtout s'ils sont humides; on ne le tournera pas de manière que le jour vienne en arrière ou de côté, ce qui peut, en attirant plus particulièrement la vue de l'enfant de ce côté, le disposer au strabisme. Il y sera placé tantôt sur un côté, tantôt sur l'autre, pourtant plus souvent à droite à cause du poids du foie, mais toujours la tête élevée, de peur que l'afflux des mucosités, que les enfants ne savent pas rejeter d'eux-mêmes, ne produise la suffocation, et aussi pour prévenir toute irruption trop forte ou trop continue du sang vers le cerveau.

Mais, de la nécessité dans laquelle nous reconnaissons qu'est le jeune enfant de dormir beaucoup, faut-il conclure qu'il soit utile de chercher à lui procurer artificiellement ce sommeil ? Non, sans doute, et si nous ne savions combien les préjugés et les habitudes routinières ont d'empire sur notre faible organisation, nous serions honteux, après tout ce qu'on a déjà dit à cet égard, de démontrer combien est ridicule et dangereux l'usage si généralement, on pourrait dire universellement répandu de bercer les enfants. Sait-on bien en vérité ce qu'on fait en cela ? Non assurément ! Et si les médecins, ainsi que la sainteté de leur ministère devrait leur en imposer l'obligation, le disaient bien franchement et en termes accessibles à toutes les intelligences, il n'est pas une personne bien intentionnée qui ne reculât effrayée devant un pareil moyen.

Ce qu'on fait? en berçant un enfant, on l'étourdit en lui congestionnant la tête, c'est-à-dire qu'en ralentissant chez lui la circulation du sang, on le force à séjourner dans les sinus cérébraux, et par suite à comprimer momentanément le cerveau au point de l'empêcher de sentir. C'est ce que nous éprouvons, soit quand nous tournons rapidement, soit quand nous sommes soumis à l'escarpolette ou au roulis d'un vaisseau, suivant que le bercement est violent ou modéré. L'enfant manifeste-t-il sa faim par des cris, on le secoue; éprouve-t-il quelque cuisson occasionnée par le contact trop longtemps prolongé de ses excréments et de la peau, on le secoue; une épingle dérangée vient-elle à s'enfoncer dans ses chairs, on le secoue encore. Qu'on s'étonne donc alors de la fréquence des convulsions, de l'épilepsie, des fièvres cérébrales qui déciment les enfants! Ne vaudrait-il pas mieux à chaque cri lui faire boire une cuillerée de sirop d'opium? On aurrait le même résultat à moins de frais, puisque les nourrices ne se fatigueraient pas à le secouer un temps qu'elles pourraient employer à de plus utiles travaux.

Et qu'on ne croie pas que nous cédions, en disant cela, aux suggestions d'un pessimisme que rien ne justifie : les débats qui ont eu lieu il y a quelques années dans nos chambres législatives, au sujet du temps de travail exigible des enfants dans nos manufactures, nous ont appris qu'en Angleterre, dans plusieurs districts manufacturiers où les femmes sont employées aux travaux des ateliers, il leur est publiquement vendu un sirop narcotique au moyen duquel elles assoupissent leurs enfants pour un certain temps afin de n'avoir point à se déranger de leurs travaux en dehors des heures convenues. Nous ne voyons pas après cela ce que nos voisins d'outre-mer ont à reprocher en cruauté aux Chinois qui exposent leurs enfants au coin des rues, où chaque matin des tombereaux vont les ramasser pour les jeter vivants ou morts avec les immondices dans le fleuve Jaune (1).

S'il est utile de ne pas provoquer chez les enfants un sommeil artificiel, il est aussi des cas où le sommeil naturel, qu'il faut ordinairement respecter, doit attirer l'attention quand il se prolonge au delà de certaines bornes. Sans doute il peut arriver que des enfants parfaitement bien constitués, forts et bien portants, pourvus de bonnes nourrices, dorment beaucoup dans les premiers jours de leur existence, et vivent pour ainsi dire aux dépens de leur excès d'embonpoint ; mais il arrive aussi que des enfants faibles ou mal nourris se livrent à un sommeil pro-

---

(1) G. Staunton, *Relation de l'ambassade en Chine du comte Macartney*.

longé lorsqu'ils ne trouvent dans le lait de leur nourrice une nourriture ni assez substantielle ni assez abondante; il semble que la nature veuille ainsi compenser l'insuffisance de l'alimentation. «Le sommeil exagéré est donc, en certains cas, le signe d'une alimentation incomplète, et doit appeler l'attention sur l'état de la nourrice. L'examen fera souvent découvrir qu'elle n'a qu'une petite quantité de lait ou que son lait est pauvre et séreux,» ou même qu'elle est enceinte : c'est ce que nous avons eu nous-même plusieurs fois occasion d'observer.

Enfin, est-il aussi nécessaire qu'on le croit communément qu'un enfant dorme le jour? Oui, sans doute, s'il s'agit d'un enfant depuis sa naissance jusqu'à six mois. Le sommeil jusque-là doit être prolongé et fréquent. De six mois à un an, l'enfant ne doit être mis que deux fois par jour dans son berceau; d'un an à dix-huit mois, qu'une fois, et passé cette époque il est prudent de lui en faire perdre l'habitude, d'abord parce qu'étant sevrés ils ne s'éveillent plus alors la nuit pour téter, et dorment ainsi une nuit complète, ensuite parce que, ne pouvant les coucher que dans le milieu du jour, on les priverait de la promenade dans le moment où l'air leur est le plus favorable.

De l'époque à laquelle l'enfant manifeste le besoin de se mouvoir et de marcher, et des moyens de régulariser cette tendance. — Nous venons de voir que, dans les premiers moments de la vie, l'enfant était peu dominé par le besoin de se mouvoir; cependant, si on le laisse un instant libre des langes sous le poids et l'ajustement desquels on a la funeste habitude de le tenir immobile, on le voit aussitôt, agitant ses petits membres, les étendre et les fléchir tour à tour, puis bâiller et même crier sans autre motif apparent que de distendre sa poitrine etd'y attirer ainsi le sang et la vitalité. Il n'est alors soumis qu'à un exercice passif dans les bras de sa nourrice : il serait à désirer qu'on profitât de ce moment pour lui faire prendre l'air, et cela dès les premiers jours de sa naissance, surtout dans la belle saison, car rien ne justifie au contraire la croyance dans laquelle sont la plupart des mères qu'un enfant ne doit pas être exposé à l'air avant ses quinze jours révolus.

Mais bientôt se manifeste pour l'enfant le besoin de se mouvoir par lui-même. Quand on compare le volume et la saillie de son ventre à l'étroitesse de son bassin, à la petitesse et à la faiblesse de ses jambes, on voit de suite qu'il ne devait pas d'abord chercher à marcher, l'équilibre exigé par la station debout lui étant complétement impossible. Aussi, dès qu'on le laisse libre, dès le sixième mois et même plus tôt, commence-t-il à se traîner sur ses jambes et sur ses mains à la manière des quadrupèdes, à marcher, comme on dit, à quatre pattes; puis il cherche à se lever en s'appuyant sur ce qui l'entoure, fait quelques pas, et retombe presque toujours assis pour se relever encore et finir, après quelques mois d'épreuves marqués par bien des chutes, par marcher seul et sans chanceler.

Au lieu de le laisser suivre cette marche progressive commençant par un exercice bien plus capable de développer ses membres que la station debout, puisqu'il les met tous en action, que fait-on pour apprendre à marcher aux enfants? On les suspend par les bras ou bien on les place dans de petites machines roulantes nommées *chariots*. Alors de deux choses l'une : ou ils sont tenus assez haut pour que leurs pieds touchent à peine le sol, et alors tout l'effort se porte sur la poitrine et les épaules qu'on arrête dans leur développement et qu'on peut même complétement déformer; ou bien ils sont soutenus assez bas pour que leurs pieds reposent tout à fait sur le sol, et alors on soumet les os de la jambe à une pression qu'ils sont incapables de supporter et sous le poids de laquelle ils ne peuvent que se courber. Étonnons-nous donc, après cela, de rencontrer tant d'enfants difformes, tant surtout qui aient les jambes arquées! Un médecin de nos amis qui a longtemps habité les Antilles et divers points de l'Amérique méridionale, nous a souvent affirmé que les courbures des os de la jambe étaient très-rares chez les enfants des peuplades sauvages et des nègres esclaves qu'on néglige d'instruire à marcher, et qui continuent jusqu'à deux et même trois ans à courir à quatre pattes (1).

---

(1) «Y a-t-il rien de plus sot, dit l'auteur d'*Émile*, que la

L'enfant apprend plutôt à courir qu'à marcher; car, ainsi que nous l'avons dit, sa tête volumineuse et son ventre distendu pesant en avant, le forcent à se hâter s'il ne veut choir: aussi bronche-t-il et tombe-t-il souvent. Ces chutes molles et sans efforts, à moins d'avoir lieu d'un endroit élevé ou sur des corps durs et anguleux, ne sont presque jamais dangereuses; il en est de même des gens ivres et endurcis : « l'abandon ou le relâchement musculaire amortit le choc. » C'est par ces instructions de douleur que l'enfant apprend à conserver son équilibre. Aussi le soin qu'on prend de leur garnir la tête de bourrelets, quelque légers qu'ils puissent être, est-il pour le moins inutile parce qu'ils leur offrent une sécurité qui les empêche de s'observer et les éloigne ainsi du but auquel ils préludent par leurs essais.

De l'influence des exercices sur la santé des enfants. — Rien n'est plus indispensable, nous le savons, que l'exercice, pour développer la vigueur musculaire et pour distribuer également dans toute l'économie animale la nourriture, la chaleur, le sang, en un mot, la vie. Or, comme à nul autre âge on n'a plus besoin que dans l'enfance des avantages que donne l'exercice, et surtout de cette juste et prompte répartition des pro-

---

peine qu'on prend pour apprendre à marcher aux enfants, comme si l'on en avait vu quelqu'un qui, par la négligence de sa nourrice, ne sût pas marcher étant grand? »

priétés vitales entre tous les points de l'organisme, il en résulte nécessairement qu'une des choses importantes de l'éducation physique de l'enfant, c'est de favoriser, en la régularisant, la tendance naturelle qu'il a à se mouvoir.

Si c'est là une vérité, et on ne saurait en douter, rien n'est plus déraisonnable, pour ne pas dire ridicule, que de vouloir forcer l'enfant à une vie calme et compassée. Sans ce besoin de mouvement qui, à dater du moment où il peut se mouvoir par lui-même, le porte à se rapprocher de tout pour tout voir, tout toucher, comment connaîtrait-il les rapports dans lesquels il se trouve avec tout ce qui l'environne? comment pourrait-il apprécier les qualités des corps, l'étendue des espaces, pour s'approprier les uns et franchir les autres? Les périls mêmes au prix desquels il acquiert ces connaissances lui sont utiles, car ils développent en lui le sentiment de la prévoyance en le conduisant à la découverte des moyens de vaincre les obstacles ou de les éluder. Le grand point, nous le répétons, est de diriger convenablement l'enfant dans la sphère d'activité qui lui est propre.

Plusieurs législateurs de l'antiquité étaient même tellement convaincus que la vigueur corporelle qui s'acquiert par l'exercice était non-seulement une condition de santé, mais encore la plus puissante garantie de courage et de splendeur pour une nation, qu'ils voulaient que l'État se chargeât lui-même du soin de cette partie importante de l'éducation. Quelque véritables que puissent être les raisons qui ont porté les sociétés modernes à disposer les choses de telle sorte que la force morale l'emporte partout sur la force physique, on ne peut cependant se dissimuler que, depuis le commencement de ce siècle, on ait senti chez nous la nécessité, sinon de revenir complétement aux opinions des anciens, du moins de ne pas les rejeter absolument. Aussi, depuis vingt ans environ que les avantages des exercices corporels sont compris de la masse du peuple, nous avons à constater une amélioration notable dans la santé publique, et surtout une diminution sensible dans le nombre des individus difformes (1).

Une seule chose est à regretter dans ce retour, c'est qu'on ait supposé que les exercices, pratiqués méthodiquement comme principe d'éducation. n'étaient applicables chez les enfants qu'aux approches de l'adolescence, c'est-à-dire qu'au moment où la constitution physique approchait de son entier développe-

(1) Les personnes qui ne jugent cette question que par le résultat final, répondront à cette assertion que la santé publique n'a rien gagné de nos jours, puisque les chances générales de vie n'ont pas sensiblement augmenté. C'est vrai, si on n'en juge que par le dernier résumé des tableaux annuels de la mortalité générale; mais quand on examine ces tableaux en détail, on ne peut se dissimuler que si l'homme meurt aussi bien qu'avant, il a du moins l'avantage de parcourir plus franchement l'espace de temps qui lui est dévolu, et cet avantage, c'est incontestablement aux progrès de la science qu'il en est redevable.

ment; comme si les avantages qu'on est en droit d'en attendre ne devaient pas être d'autant plus marqués qu'ils auront agi avant que toute fausse impulsion ait été prise.

Résumant donc la question par des axiomes généraux, nous dirons : C'est dès que l'enfant peut marcher seul sans hésitation et jouit déjà d'un certain degré de vigueur corporelle, comme de trois à quatre ans, qu'il faut commencer par ne pas s'en rapporter à sa propre détermination pour les exercices qu'il doit prendre. Ainsi, pour les garçons, par exemple, qu'aux exercices qui font la base des jeux de leur âge, comme ceux de la course, du cerceau, de la corde, de la balle, on joigne l'ascension au mât, à l'échelle, la suspension par les bras, la marche sur la poutre horizontale, moyen excellent d'apprendre de bonne heure à marcher dans un équilibre parfait, c'est-à-dire de faire peser également toutes les parties du corps sur les membres inférieurs, et qui, par cela même, convient aussi bien aux jeunes filles qu'aux garçons.

Une autre chose très-importante, c'est d'habituer de bonne heure les enfants à se servir aussi bien d'une main que de l'autre; car, quoi qu'en aient dit quelques physiologistes, l'homme est naturellement ambidextre, et ce n'est que par suite d'une habitude contractée de bonne heure qu'il se sert d'une main plus que de l'autre. Cette recommandation s'adresse plus particulièrement aux jeunes filles, parce que n'ayant pas, comme les garçons, des jeux tumultueux au moyen desquels l'équilibre rompu entre les membres supérieurs par la prédominance de l'un d'eux est bientôt rétabli, elles ont un des côtés de la poitrine (ordinairement le droit) soumis à une action musculaire qui finit toujours par en accroître le développement, et par rompre la symétrie qui doit exister entre les deux mêmes parties du corps. Telle est à cet égard la manière de voir de plusieurs praticiens, qu'ils regardent cette habitude chez les jeunes filles comme une cause prédisposante très-active des déviations de la colonne vertébrale qui affectent le plus communément (neuf fois au moins sur dix) la région répondant à l'épaule et le côté droit.

Enfin, les exercices chez les enfants, plus encore peut-être que chez les adolescents, ont besoin d'être pris dans certaines conditions. Une des plus importantes est d'être pris en plein air, puis à une distance assez éloignée des repas pour ne pas troubler la digestion, puis enfin le soir plutôt que le matin. Nous établissons ce dernier principe comme un excellent moyen de leur procurer un bon sommeil : nous avons plusieurs fois arrêté la tendance qu'avaient certains enfants à se livrer la nuit à de funestes habitudes, contre lesquelles toutes les précautions avaient échoué, en les forçant à s'exercer le soir, avant de se mettre au lit, jusqu'à la fatigue. Ces exemples nous ont montré les immenses avantages qu'on peut retirer des mouvements du corps sagement combinés, de la gymnastique, en un mot, pour contre-balancer et même détruire les effets de la prédominance du système nerveux qui est aujourd'hui le triste apanage de tant d'enfants, et qui ne peut qu'augmenter de jour en jour avec les progrès de la civilisation, telle du moins que la conçoivent les sociétés modernes.

SECONDE PARTIE.

DES PRÉDOMINANCES ORGANIQUES QUI EXPLIQUENT LES MALADIES DU JEUNE AGE.

Quand on considère dans l'ensemble de leur existence les êtres qui ont la vie en partage, on est frappé d'un phénomène qui domine tous les actes par lesquels ils manifestent leur passage sur la terre; c'est qu'ils sont soumis par la marche irrésistible du temps à des changements perpétuels de forme et de texture: l'homme, que ses facultés physiques, et ses attributs intellectuels surtout, placent au premier rang parmi ces êtres, ne fait point exception à cette loi générale: comme eux, il change depuis le moment de sa naissance jusqu'à l'époque fatale où, entraîné vers sa fin par des altérations progressives, il rend à la nature les éléments dont elle l'avait formé et le principe occulte qui les tenait unis et les animait.

Mais ces changements, pour être incessants, continus, ne sont cependant pas apparents d'un moment à l'autre : ils ont besoin d'un certain temps pour avoir une expression marquée, un caractère défini, surtout chez les êtres qui occupent le sommet de l'échelle animale. Si on résume leurs résultats généraux, on voit qu'ils se réduisent à deux phénomènes principaux qui sont l'accroissement et le dépérissement, séparés eux-mêmes par un temps dans le cours duquel les lois de la vie se balancent d'une manière assez régulière pour qu'on ne puisse pas dire positivement de quel côté de ces deux phénomènes s'opèrent les changements. C'est là ce qu'on appelle les trois âges : l'enfance, l'âge adulte ou la virilité, et la vieillesse. Sans nous occuper de rechercher ici jusqu'à quel point peut être fondée la comparaison qu'on a, de temps immémorial, voulu établir entre les âges et les saisons de l'année (l'été et l'automne faisant l'espace intermédiaire), voyons vers quel but se dirige l'organisme chez les enfants, ou, en d'autres termes, quelle est chez eux la tendance générale de la vie. Remontant alors de la fin aux moyens, de l'effet à la cause, nous constaterons quels sont les organes qui dominent chez eux, et nous en tirerons des conséquences pour déterminer le genre particulier de maladies qui leur sont nécessairement plus habituelles, et le traitement général qui peut, dans la pluralité des cas, leur être opposé avec le plus de chance de succès.

L'enfance, nous l'avons dit, est l'âge de l'accroissement. Or, qui dit accroissement dit augmentation progressive de tous les éléments constitutifs de l'organisme, non-seulement en volume, mais encore en énergie et en force effective. Comme c'est par la nutrition, c'est-à-dire par l'assimilation à notre propre substance des objets destinés à notre nourriture que s'opère l'accroissement, la nutrition doit donc être le phénomène dominant chez l'enfant, et par conséquent les fonctions par lesquelles s'exécute ce phénomène, la digestion, l'absorption et la circulation, doivent être les trois actes physiologiques les plus saillants chez lui. Cela est d'autant plus applicable à l'enfant, qu'il est plus près du moment de sa naissance. Téter et dormir, avons-nous dit précédemment, font toute l'existence du nouveau-né.

Dans cette première période, réduit à une vie pour ainsi dire toute végétative, l'enfant devait être peu sujet aux maladies; et presque toutes celles qui surviennent trouvent leurs causes dans les obstacles que la nature rencontre dans la nutrition, et ont pour principe soit une mauvaise qualité des aliments, soit une altération particulière du système digestif. Aussi, en dehors des cas exceptionnels, des cas par exemple où la cause de la maladie est accessible à la vue, ou bien où elle rentre évidemment dans le domaine général de la pathologie, il est presque inutile que le médecin porte son attention ailleurs que de ce côté. L'enfant est-il nourri au sein, c'est vers sa nourrice que doit être dirigé le premier examen; et c'est le plus ordinairement à la ramener à des conditions de régime plus favorables que doit consister tout le traitement. Par régime, nous n'entendons pas seulement sa nourriture, mais bien sa manière de vivre tout entière; car elle ne nuirait pas moins à son nourrisson en se privant de sommeil, en se forçant au travail, en recevant les atteintes d'un profond chagrin, d'une vive émotion, d'une maladie subite, etc. etc., qu'en se nourrissant mal et irrégulièrement. L'enfant est-il au contraire nourri au biberon, on doit d'abord supposer que le lait qu'on lui donne a reçu quelque altération, subi quelque changement, qu'il en a pris trop ou pas assez : c'est ce dont il faut s'assurer avant tout.

A mesure que la vie de l'enfant prend de l'essor, elle se prononce davantage du centre à la circonférence, mais toujours, bien entendu, dans le sens de la nutrition. Les membranes muqueuses et les vaisseaux absorbants qui viennent s'ouvrir à leur surface, les glandes lymphatiques et les vaisseaux du même ordre, prennent dès lors un développement extraordinaire. Aussi les formes, de grêles qu'elles étaient, s'arrondissent en se gorgeant de sucs; la peau, parcourue en tous sens par les fluides blancs, perd sa teinte rouge primitive pour prendre cette blancheur, cette transparence, cette laxité qui sont l'apanage spécial de l'enfance. Toutefois, ce développement des fluides blancs, si remarquable à cet âge, est-il une preuve que le système lymphatique prédomine, dans la véritable acception du mot, chez l'enfant, c'est-à-dire jouisse chez lui d'une grande énergie relative?

On ne saurait en douter. Cependant quelques médecins ont soutenu le contraire et ont dit : D'abord, si le système lymphatique jouissait chez les enfants de plus d'action, on verrait disparaître cette infiltration qui leur est naturelle, parce que les fluides blancs qui le produisent seraient reportés dans le torrent de la circulation ; ensuite tous les moyens que l'on emploie pour remédier à cette infiltration du tissu cellulaire, comme les frictions, l'insolation, les divers genres d'exercices, agissent en augmentant le ton de l'organe cutané, et, par une espèce de réaction sympathique, celui des organes situés plus profondément. Enfin ils ajoutent, comme preuve décisive à l'appui de leur opinion, que la méthode curative sanctionnée par l'expérience consiste dans l'emploi des médicaments toniques et stimulants, tels que la rhubarbe, le sirop de raifort composé, etc... (1).

Ce raisonnement n'est que spécieux, à notre avis. Les engorgements dont les diverses parties du système lymphatique, ou mieux, dont les divers points de l'économie où abonde ce système sont alors le siége, ne prouvent qu'une chose, c'est que le plus léger obstacle apporté au libre cours du fluide que ce système est chargé de transmettre des centres où il s'élabore aux autres parties du corps, suffit pour déterminer un gonflement, une intumescence du point sur lequel agit l'obstacle. Les effets du régime tonique

(1) Gardien, *Dictionn. des sciences méd.*, art. Enfant.

invoqués par les dissidents pour prouver que le système lymphatique ne prédomine pas chez l'enfant, puisqu'il a souvent besoin d'être stimulé, démontrent au contraire, il nous semble, que l'art ne fait en cela que seconder les vues de la nature en rétablissant par un des moyens appropriés la tendance qu'a ce système à prédominer. Soutenir le contraire, n'est-ce pas prétendre qu'on peut augurer de la lenteur d'un fleuve par cela même qu'il déborde, sans tenir compte des obstacles qui s'opposent momentanément à son cours?

Nous pensons donc que si les faits thérapeutiques sur lesquels s'appuie l'opinion que nous combattons prouvent bien directement que l'école dite physiologique avait tort de considérer les engorgements blancs, si communs chez les enfants, comme des inflammations, ils ne déposent en aucune manière contre l'idée généralement adoptée d'une prédominance des ganglions et des vaisseaux lymphatiques dans le jeune âge. La prédominance d'action, chez l'enfant, de tous les organes qui concourent à la nutrition, est même, à notre avis, le seul moyen d'expliquer la fréquence des diverses éruptions qui se font si souvent chez lui du côté de la peau, et qui tantôt se montrent sous la forme d'excrétions, de suintement, comme celles qui se déclarent à la tête, derrière les oreilles, tantôt prennent un caractère franchement inflammatoire, comme la rougeole, la scarlatine, la miliaire, etc. etc... Ne semble t-il pas que la nature ait ménagé cette voie de la peau pour recevoir l'excédant de vitalité dont jouissent les organes abdominaux, vitalité qui, dépourvue de contre-poids, eût trop aisément dépassé ses limites normales?

Si l'homme n'avait eu qu'un rôle passif, matériel, instinctif même, si l'on veut, à remplir, il eût été naturel que les organes qui concourent à la nutrition eussent été les seuls dominants chez lui tant qu'il n'aurait pas acquis son entier développement; mais comme il avait aussi à vivre par la pensée, c'est-à-dire comme il avait aussi une vie intellectuelle immatérielle à remplir, il était naturel que l'organe chargé de la manifestation de cette manière d'être dominât aussi de très-bonne heure; car, par cela même qu'il avait besoin de beaucoup digérer pour s'accroître, il était naturel qu'il fût, dès son début, organisé pour fortement sentir afin de se disposer à penser. État anatomique, disposition physiologique, tout se réunit pour prouver qu'il devait en être ainsi. D'abord, le cerveau est remarquable chez l'enfant par son excessif volume, et les cordons nerveux sont relativement plus gros qu'ils ne le seront à aucune autre époque de la vie; ensuite, à aucun autre âge la sensibilité n'est plus développée, c'est-à-dire n'obéit aussi promptement aux stimulants qui la mettent en jeu; à aucun autre âge les sensations ne se succèdent avec autant de rapidité; à aucun autre âge, enfin, la douleur ne revêt un caractère aussi aigu.

Ce que l'anatomie et la physiologie font prévoir de

la prédominance du cerveau comme agent de la sensibilité, ou, pour être plus explicite, de la prédominance nerveuse chez l'enfant, la pathologie ne le confirme malheureusement que trop. N'est-ce pas à cet âge, en effet, que les maladies nerveuses sont le plus fréquentes? Par exemple, les convulsions ne surviennent-elles pas quelquefois pour les plus légers motifs? L'épilepsie, pour ne pas être une affection propre à l'enfance, ne reconnaît-elle pas presque toujours des causes qui ont agi de très-bonne heure sur le cerveau? La danse de Saint-Guy se voit-elle souvent à un autre âge? Enfin le coma n'est-il pas un symptôme qui accompagne la plupart des maladies des enfants? Et, chose remarquable, c'est que ces diverses dispositions, tant organiques que pathologiques, ne se rencontrent pas chez les autres animaux qui n'avaient point, comme l'homme, à préluder de bonne heure aux travaux de l'intelligence qui font le caractère le plus distictif de son espèce.

De même qu'on a cru pouvoir soutenir que le développement des vaisseaux blancs chez l'enfant n'était pas un motif pour que le système lymphatique prédominât, de même aussi on a prétendu que le volume, relativement plus fort de son cerveau et de ses nerfs, n'était pas une raison pour admettre que le système nerveux dominât chez lui. On a dès lors avancé que, loin de dénoter une prédominance de son système nerveux, « la fréquence de ses affections cérébrales indique seulement que son cerveau jouit de plus de susceptibilité ;» mais on ne s'est pas aperçu qu'on enlevait au mot susceptibilité sa véritable acception dans l'espèce. Que veut dire susceptibilité, si ce n'est aptitude à sentir vivement? Or, si sentir est la fonction du cerveau et de ses dépendances, sentir vivement est de toute nécessité le point le plus élevé de cette faculté, sa prédominance ; donc le développement très-marqué de la susceptibilité nerveuse est une preuve aussi irrécusable de la prédominance du cerveau que la faculté de se mouvoir promptement et de soulever de lourds fardeaux en est une de la prédominance du système musculaire.

D'après toutes ces considérations et les faits que nous avons invoqués à leur appui, posons donc en principe que rien n'est plus vrai que les systèmes organiques qui jouissent le plus d'activité, qui prédominent, en un mot, chez l'enfant, sont les systèmes digestif et nerveux ; et si, comme cela nous paraît incontestable, un organe doit d'autant plus aisément sortir des limites assignées à son action qu'il agit davantage ou qu'il est l'aboutissant le plus direct des autres actes de l'organisme, tirons-en cette très-logique conclusion, que le plus grand nombre des maladies des enfants ont leur siége ou leur point de départ dans les parties qui président à la nutrition et à la sensibilité. Il nous semble d'autant plus important d'établir des données précises à cet égard, et de se créer un guide qui puisse rendre la marche du praticien moins incertaine dans le dédale immense des maladies du jeune âge, que la difficulté qu'on éprouve ordinairement à en reconnaître le véritable caractère, à en établir le diagnostic, contribue singulièrement à en augmenter le danger. Pour déterminer le siége et la nature des souffrances des enfants, on ne peut pas s'aider, comme chez les adultes, de leurs réponses et de leurs indications : leurs cris seuls montrent qu'ils souffrent; mais où, comment et pourquoi? voilà ce qu'il faut le plus ordinairement devenir.

Ainsi donc, appelé auprès d'un enfant malade en dehors des cas où l'affection à laquelle il est en proie se trahit par des signes qu'en langage de l'école on nomme pathognomoniques, c'est-à-dire propres ou spéciaux, le médecin doit d'abord, nous le répétons, interroger l'état des organes digestifs et la nature des aliments; il y a à parier dix contre un, sans exagérer, que c'est là ou en cela qu'est le siége ou la cause du mal. Privé malheureusement, par le défaut d'intelligence des uns et par l'obstination des autres, des secours qu'offre pour cela l'examen de la langue, il sera forcé de s'en tenir à l'aspect des traits de la face, à la sensation occasionnée par le palper épigastrique ou abdominal, à l'état du pouls et de la peau. Précisons les cas, en nous tenant toutefois à des idées générales.

Nous avons déjà dit que, si l'on a affaire à un enfant très-jeune non encore sevré, c'est le lait de la nourrice qui doit d'abord fixer l'attention. Ce lait peut surtout pécher par excès ou par défaut de nutritivité, c'est-à-dire par pauvreté ou par richesse en éléments nutritifs. Dans le premier cas, que fait d'abord pressentir l'examen de la nourrice d'après les règles que nous avons tracées ailleurs, l'enfant est pâle, languissant, somnolent, tourmenté d'une diarrhée séreuse continuelle, d'aphtes ou même d'un véritable muguet. Nous avons dernièrement arraché à une mort imminente un enfant de cinq mois affecté de cette dernière maladie pour la cause même que nous signalons ici, et qu'une femme d'une santé délicate s'obstinait à nourrir avec son propre enfant âgé de sept mois et malade comme lui. Il nous suffit pour cela d'avertir les parents, qui le confièrent sans hésiter à une autre nourrice. L'autre enfant succomba. Dans le cas de richesse excessive du lait, dont le résultat ordinaire est de donner aux enfants une diarrhée jaunâtre, quelquefois légèrement teinte de sang, et surtout de violentes coliques, la conduite à tenir est moins embarrassante : elle consiste à nourrir moins substantiellement la nourrice, et à l'engager à présenter plus rarement et moins longtemps le sein à son nourrisson.

L'enfant est-il arrivé à l'époque de la pousse de ses dents, on est autorisé, sans exagérer en rien les dangers de ce phénomène, à croire qu'il est pour quelque chose dans les maladies qui se déclarent alors. Lorsqu'il salive abondamment, qu'il a les pommettes d'un rouge luisant, les cuisses et les fesses couvertes de ce qu'on nomme vulgairement des feux, tant que l'état maladif qui se déclare sous l'influence de la dentition est accompagné d'un peu de diarrhée, il offre moins de danger; si elle se supprime subitement, on peut craindre un envahissement du cerveau. On se trouve très-bien, dans ce cas, d'appliquer deux ou trois sangsues directement au fondement; on congestionne ainsi le bas du tube digestif en soulageant d'autant la partie supérieure sur laquelle tendait à se concentrer l'irritation, qu'on amoindrit en la disséminant.

Une fois que l'enfant a franchi l'époque de la dentition, c'est-à-dire une fois qu'il passe de la seconde à la troisième année, sa physionomie, se prononçant davantage, fournit des indices plus certains pour la constatation du siége et du véritable caractère des maladies dont il peut être affecté. Les traits de la face sont-ils tirés, vibrants, en même temps que la peau est sèche, le ventre douloureux ou tendu, le pouls serré, on peut diagnostiquer, avec de grandes probabilités, une phlegmasie franchement aiguë de l'estomac ou des intestins. Sont-ils, au contraire, gonflés, vultueux, tandis que les yeux sont plus humides que brillants, que la peau chaude est plutôt moite que sèche, que l'abattement des forces est extrême, on peut craindre l'invasion d'une rougeole, d'une scarlatine, ou toutes autres maladies éruptives si communes à cet âge, mais dont il faut savoir attendre patiemment l'arrivée, si on ne veut s'exposer, par un traitement intempestif, à les refouler vers la muqueuse gastro-intestinale qu'on regarde comme leur point de départ, ou à les répercuter sur le cerveau, le poumon.

C'est aussi à cette époque de la vie que les vers se développent dans les voies digestives, que les glandes du mésentère s'engorgent, et que l'affection connue sous le nom de carreau se déclare. Quand toute l'économie a reçu la fâcheuse influence d'une mauvaise nutrition, on voit, à mesure que l'atonie du système lymphatique fait des progrès, les articulations se gonfler, les os se ramollir; car ces désordres sont déterminés par la même disposition du système qui produit les scrofules et le carreau, et ne cessent d'exercer leurs ravages que quand, par un régime approprié, c'est-à-dire par un ensemble de moyens dont le caractère est d'être stimulants, on a relevé l'économie de la faiblesse radicale dont elle se trouvait frappée.

Telles sont les données auxquelles nous croyons devoir borner cet essai. Nous pourrions, sans doute, pousser plus loin nos preuves à l'appui de ce que nous venons d'avancer sur les prédominances organiques relatives à l'enfance; mais ce que nous en avons dit suffit, il nous semble, pour prouver, 1° que puisque l'homme, à chaque âge, a un but différent à atteindre et des besoins conformes à ce but à satisfaire, les maladies qui doivent plus particulièrement l'affecter alors ont plus souvent leur siége dans les organes qui concourent spécialement à ce but, et leur cause dans la satisfaction irrégulière de ces besoins; 2° que l'enfant, ayant à croître et à sentir, devait avoir les organes chargés de ces deux fonctions le plus susceptibles et le plus souvent malades, et par conséquent, qu'à défaut d'indications contraires bien précises, c'est particulièrement de leur côté que le praticien doit diriger les vues conservatrices de l'art.

FIN.

TABLE

DES MATIÈRES.

PRÉFACE.............................. 7

PREMIÈRE PARTIE.

ÉDUCATION PHYSIQUE DES ENFANTS.

1° NOURRICE.

Avantages de l'allaitement maternel.............. 13

Raisons qui peuvent, pour l'enfant, autoriser une mère à ne pas nourrir...................... 16

Allaitement par une nourrice étrangère........... 23

Régime et conduite de la femme qui nourrit (mère ou nourrice)........................ 27

De la manière dont l'allaitement doit être réglé depuis la naissance jusqu'au sevrage........... 32

Allaitement artificiel........................... 37

Sevrage et première dentition.................... 43

De la nourriture des enfants depuis le sevrage jusqu'à sept ans, et de la surveillance que demande le renouvellement de leurs dents....... 53

2° SOINS DE PROPRETÉ.

Premier soin qu'exige, sous ce rapport, le nouveau-né.............................. 59

Du danger des bains froids pour les enfants naissants.............................. 61

De la manière dont les bains et les ablutions doivent être administrés chez les enfants.............. 63
Des soins de propreté dont la tête des enfants doit être l'objet.............................. 66

3° VÊTEMENTS.

Habillement de l'enfant qui vient de naître........ 70
Habillement des enfants arrivés à leur seconde année.................................... 76

4° EXERCICES (ET REPOS).

Nécessité du repos pour l'enfant qui vient de naître.................................... 79
De l'époque à laquelle l'enfant manifeste le besoin de se mouvoir et de marcher, et des moyens de régulariser cette tendance.................... 84
De l'influence des exercices sur la santé des enfants. 87

SECONDE PARTIE.

DES PRÉDOMINANCES ORGANIQUES QUI EXPLIQUENT LES MALADIES DU JEUNE AGE. 92

FIN DE LA TABLE.

www.ingramcontent.com/pod-product-compliance
Ingram Content Group UK Ltd.
Pitfield, Milton Keynes, MK11 3LW, UK
UKHW020248220726
13923UKWH00002B/856